现代著名老中医名著重刊丛书

女 科 方 萃

钱伯煊 著

魏子孝 编

钱厚安 参校

人民卫生出版社

图书在版编目（CIP）数据

女科方萃/钱伯煊著．—北京：人民卫生出版社，2012.9
ISBN 978-7-117-16274-6

Ⅰ.①女…　Ⅱ.①钱…　Ⅲ.①中医妇科学－验方－汇编　Ⅳ.①R289.5

中国版本图书馆 CIP 数据核字（2012）第 181441 号

人卫智网	www.ipmph.com	医学教育、学术、考试、健康，购书智慧智能综合服务平台
人卫官网	www.pmph.com	人卫官方资讯发布平台

现代著名老中医名著重刊丛书

第 九 辑

女 科 方 萃

著　者： 钱伯煊
出版发行： 人民卫生出版社（中继线 010-59780011）
地　址： 北京市朝阳区潘家园南里 19 号
邮　编： 100021
E-mail： pmph @ pmph.com
购书热线： 010-59787592　010-59787584　010-65264830
印　刷： 三河市尚艺印装有限公司
经　销： 新华书店
开　本： 850×1168　1/32　**印张：** 9.5
字　数： 190 千字
版　次： 2012 年 9 月第 1 版　2024 年 12 月第 1 版第 5 次印刷
标准书号： ISBN 978-7-117-16274-6
定　价： 23.00 元

出版说明

　　自 20 世纪 60 年代开始，我社先后组织出版了一些著名老中医经验整理著作，包括医案、医论、医话等。半个世纪过去了，这批著作对我国现代中医学术的发展发挥了积极的推动作用，整理出版著名老中医经验的重大意义正在日益彰显。这些著名老中医在我国近现代中医发展史上占有重要地位。他们当中的代表如秦伯未、施今墨、蒲辅周等著名医家，既熟通旧学，又勤修新知；既提倡继承传统中医，又不排斥西医诊疗技术的应用，在中医学发展过程中起到了承前启后的作用。他们的著作多成于他们的垂暮之年，有的甚至撰写于病榻之前。无论是亲自撰述，还是口传身授，或是由其弟子整理，都集中反映了他们毕生所学和临床经验之精华。诸位名老中医不吝秘术，广求传播，所秉承的正是力求为民除瘼的一片赤诚之心。诸位先贤治学严谨，厚积薄发，所述医案，辨证明晰，治必效验，具有很强的临床实用性，其中也不乏具有创造性的建树；医话著作则娓娓道来，深入浅出，是学习中医的难得佳作，为不可多得的传世之作。

　　由于原版书出版的时间已久，今已很难见到，部分著作甚至已成为中医读者的收藏珍品。为促进中医临床和中医学术水平的提高，我社决定将部分具有较大影响力的名医名著编为《现代著名老中医名著重刊丛书》并分辑出版，以飨读者。

第一辑　收录 13 种名著

《中医临证备要》　　　　　　　　《施今墨临床经验集》

《蒲辅周医案》　　　　　　　　　《蒲辅周医疗经验》

《岳美中论医集》 　　　　　《岳美中医案集》

《郭士魁临床经验选集——杂病证治》

《钱伯煊妇科医案》 　　　　《朱小南妇科经验选》

《赵心波儿科临床经验选编》 　《赵锡武医疗经验》

《朱仁康临床经验集——皮肤外科》《张赞臣临床经验选编》

第二辑　收录 14 种名著

《中医入门》 　　　　　　　《章太炎医论》

《冉雪峰医案》 　　　　　　《菊人医话》

《赵炳南临床经验集》 　　　《刘奉五妇科经验》

《关幼波临床经验选》 　　　《女科证治》

《从病例谈辨证论治》 　　　《读古医书随笔》

《金寿山医论选集》 　　　　《刘寿山正骨经验》

《韦文贵眼科临床经验选》 　《陆瘦燕针灸论著医案选》

第三辑　收录 20 种名著

《内经类证》 　　　　　　　《金子久专辑》

《清代名医医案精华》 　　　《陈良夫专辑》

《清代名医医话精华》 　　　《杨志一医论医案集》

《中医对几种急性传染病的辨证论治》

《赵绍琴临证 400 法》 　　　《潘澄濂医论集》

《叶熙春专辑》 　　　　　　《范文甫专辑》

《临诊一得录》 　　　　　　《妇科知要》

《中医儿科临床浅解》 　　　《伤寒挈要》

《金匮要略简释》 　　　　　《金匮要略浅述》

《温病纵横》 　　　　　　　《临证会要》

《针灸临床经验辑要》

第四辑　收录 6 种名著

《辨证论治研究七讲》 　　　《中医学基本理论通俗讲话》

《黄帝内经素问运气七篇讲解》《温病条辨讲解》

《医学三字经浅说》 《医学承启集》

第五辑　收录 19 种名著

《现代医案选》 《泊庐医案》

《上海名医医案选粹》 《治验回忆录》

《内科纲要》 《六因条辨》

《马培之外科医案》 《中医外科证治经验》

《金厚如儿科临床经验集》 《小儿诊法要义》

《妇科心得》 《妇科经验良方》

《沈绍九医话》 《著园医话》

《医学特见记》 《验方类编》

《应用验方》 《中国针灸学》

《金针秘传》

第六辑　收录 11 种名著

《温病浅谈》 《杂病原旨》

《孟河马培之医案论精要》 《东垣学说论文集》

《中医临床常用对药配伍》 《潜厂医话》

《中医膏方经验选》 《医中百误歌浅说》

《中药炮制品古今演变评述》 《赵文魁医案选》

《诸病源候论养生方导引法研究》

第七辑　收录 15 种名著

《伤寒论今释》 《伤寒论类方汇参》

《金匮要略今释》 《杂病论方证捷咏》

《金匮篇解》 《中医实践经验录》

《罗元恺论医集》 《中药的配伍运用》

《中药临床生用与制用》 《针灸歌赋选解》

《清代宫廷医话》 《清宫代茶饮精华》

《常见病验方选编》 《中医验方汇编第一辑》

《新编经验方》

5

第八辑　收录 11 种名著

《龚志贤临床经验集》　　　　《读书教学与临症》

《陆银华治伤经验》　　　　　《常见眼病针刺疗法》

《经外奇穴纂要》　　　　　　《风火痰瘀论》

《现代针灸医案选》　　　　　《小儿推拿学概要》

《正骨经验汇萃》　　　　　　《儿科针灸疗法》

《伤寒论针灸配穴选注》

第九辑　收录 11 种名著

《书种室歌诀二种》　　　　　《女科方萃》

《干祖望医话》　　　　　　　《名老中医带教录》

《班秀文妇科医论医案选》　　《疑难病证治》

《清宫外治医方精华》　　　　《清宫药引精华》

《祝谌予经验集》　　　　　　《疑难病证思辨录》

《细辛与临床　附（疑难重奇案七十三例）》

　　这些名著大多于 20 世纪 60 年代前后至 90 年代后在我社出版，自发行以来一直受到广大读者的欢迎，其中多数品种的发行量达到数十万册，在中医界产生了很大的影响，对提高中医临床诊疗水平和促进中医事业发展起到了极大的推动作用。

　　为使读者能够原汁原味地阅读名老中医原著，我们在重刊时尽可能保持原书原貌，只对原著中有欠允当之处及疏漏等进行必要的修改。为不影响原书内容的准确性，避免因换算等造成的人为错误，对部分以往的药名、病名、医学术语、计量单位、现已淘汰的临床检测项目与方法等，均未改动，保留了原貌。对于原著中犀角、虎骨等现已禁止使用的药品，本次重刊也未予改动，希冀读者在临证时使用相应的代用品。

人民卫生出版社

2012 年 6 月

凡例

一、本书共分月经病、带下病、不孕症、妊娠诸病、产后诸病、妇科杂病六编。

二、为有利于读者查阅、应用，使各编分目条理明晰，采取了两种编目方法。前三编病症局限、法详于病，故以法分目；后三编病种繁杂，且每编治法规律性不强，故以病分目。

三、每编先述该类病用方概说，后按目列方。

四、每方前标序号，后明出处，以别于同名方剂。重复出现者，仅后注序号。凡"应用参考"或"附注"中所引之方，其组成、效用明确者，皆按"附方"列目。

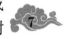

五、每方下设功效、主治、组成、方药解及应用参考各项，或备附注。其中方药解与应用参考是本书阐述重点。

六、各方剂及其加减之药物剂量，是据编者临床经验而订，仅供参考。

七、书后附有市售常用妇科中成药，皆以《北京市中成药规范》为准。

目录

10

11

13

14

15

16

17

18

19

20

月 经 病 类

《 概 说 》

妇科之所以独立为科，唯妇女在生殖生理上不同于男子，有经、孕、产、乳的特点，而正常月经不仅是妇女具有孕、产能力的重要标志之一，也是妇女全身脏腑、经络、气血等功能活动正常的反映。是故寇宗奭曰："凡看妇人病，入门先问经期。"可见月经病的治疗在妇科占有相当大的比重。

本类方剂应用范围，包括月经在周期或经量上的失常（含崩漏、闭经），及与月经相关的病症。

经曰："二七而天癸至，任脉通，太冲脉盛，月事以时下，故有子。"冲、任通盛是月经正常的重要先决条件，只有在正经气血充盈而后，奇经得其有余气血之灌注，方能有奇经的通盛而言，故调治月经病，多立意在于调治经脉。根据"妇人先病而后致经不调者，当先治其病；先经不调而后致病者，当先调其经"的原则，本类方有用于治标者，也有用于治本者。下面以温经、清经、调经、通经、益经、摄经六方面介绍。

❀温　　经❀

温经方以温热性药物为主体，多配伍和血、行气之品，主要具备散寒、通脉、暖宫、止痛等功效，可用治证属胞脉虚寒，或胞脉寒凝的痛经、月经后期、月经涩少、闭经等月经病。

本节载方8首，附方2首。下一方未收入本节，其应用可参阅该条。

175. 蒲黄黑神散

1. 大温经汤（《金匮要略》）

功效：温经散寒，化瘀养血。

主治：妇人曾经半产，瘀血在少腹不去，其症唇口干燥，以及冲任虚损，月经不调，或来多不已，或过期不行，或崩中去血过多，下腹冷痛，久不受孕等症。

方药：

人参6克　吴萸3克　麦冬9克　制半夏6克　生姜6克　阿胶12克　白芍9克　甘草6克　当归9克　川芎6克　丹皮9克　桂枝6克

水煎服。

方药解：

此方以人参补元气、麦冬滋胃液，生姜和胃气、半夏降逆气，胃气既顺，则水谷之精微易于溶化；阳生阴长，则血液可充。更以阿胶补血之不足，白芍、甘草酸甘相合以助之，当归、川芎养血而又行血分之滞；丹皮化瘀而又泻血中之伏火。桂枝调和营卫，吴萸暖胃温肝。全方之意，主重阳明，一寒一热，一滋一燥，不使偶偏，故能统治带下三十六病。血少能通，经多能止，子宫虚寒不孕者能孕，调经种子诸方，皆莫能脱此范围也。

附注：

带下三十六病：《金匮·脏腑经络先后病脉证篇》有妇人三十六病之说，《千金方》以十二痕、九痛、七害、五伤、三因当之。泛指诸妇科病。

应用参考：

温经汤载于《金匮要略·妇人杂病脉证并治篇》，为有别于《和剂局方》之温经汤，妇科临床常称本方为"大温经汤"。

古人将本方誉为妇科调经之祖方。因其配伍严谨，虽有温经、活血、益气、养阴之功，却无燥、耗、壅、腻之弊，方中用药照顾到了妇女各方面的生理特点，所以本方之适应范围是很广泛的，凡寒凝瘀阻兼气血耗伤之闭经、痛经、不孕、月经不调诸病，皆可以加减应用。

由于原方虽药物组成比较复杂，但配伍得当，性情平和，故可以连续投用，尤适用于病程较长的患者。对于瘀血未去、正气已伤，或寒凝胞脉，津血亦亏，这样虚实夹杂、寒热交错的复杂证候，医者有时感到很棘手，而本方用之最宜。一者，因为方中大部分药物，如人参、桂枝、芍药、生姜、甘草、半夏、麦冬、吴萸等，虽在本方中温、清、补、消各有专功，但对于后天阳明，却是协力同心，温补胃气、滋养胃阴，以鼓舞气血生长，用之不失其治本之途；二者，因方中药物，温、清、补、消，面面俱到，可缓和一些矛盾，而突出其主要矛盾，有利于进一步的诊治。对于以上情况，当用原方，可不做加减，切勿急于求功。

在病情的主要矛盾突出以后，或者本来即以寒凝瘀阻为主，而虚实夹杂者，亦可运用本方，但此时宜做相应的加减，以期效显。为了不失原方配伍之妙，加减时要注意，药味变换，不要距离太远。以下略举几例，便于说明。

闭经：闭经日久，并无行经先兆，短时间不会来潮者，原方去阿胶、麦冬，加鸡血藤12克，丹参12克。

闭经，已见乳胀、腰酸、小腹不适等行经先兆，原方去阿胶、麦冬、半夏，加鸡血藤12克，丹参12克，川牛膝10克，香附6克。

痛经：平时可用原方。经前、经期以原方去桂枝、半夏、麦冬、阿胶，加肉桂3克，香附6克，玄胡索6克，鸡血藤12克。

月经先期、量多：经期于原方去吴萸、生姜、麦冬，加艾炭3克，炮姜炭3克，炒蒲黄6克，以经色转红、无血块、小腹无不适感为度，此是瘀去之象，进而方可养血益气以善其后。

以上几例，仅加减思路之示意，其余适应证可类推。加减原是以辨证为其基础的，针对复杂、多变的临床见症，只有掌握住方中每味药物的性能、相互配伍的用意，加减化裁才能得心应手。必须注意的是，若不见寒、瘀之象，虚实夹杂之证，则无需，或不可用温经汤。

2. 温经汤（《和剂局方》）

功效：温经化瘀，和血行气。

主治：妇人血海虚寒，经水不调。

方药：

川芎6克　当归9克　白芍9克　莪术3克　人参3克　牛膝9克　桂心3克　丹皮9克　炙甘草3克

清水二碗煎至一碗，温服。

方药解：

方中川芎、当归，皆为血中气药，二药合用养血和血，化瘀行气，伍补肝敛阴之白芍、凉血散瘀之丹皮，以助其功；人参大补元气，健脾宁心，炙甘草益气和中，本方以其二味扶助正气，以资气血化生之源；桂心辛甘大热，温阳散寒，善通血脉，温补以助养血，温通以助经行。莪术入肝治气中之血，行气破血，通经逐瘀，尤善疗妇女血气结积；牛膝宜用生者（川牛膝佳），取其破血消癥，引血下行，全方为温经化瘀，和养行气之法所采用，适用于月经不调因寒瘀气滞而致者。

应用参考：

本方是由《金匮》温经汤化裁而来，两张方剂都是为温经化瘀，养血调经而设，但在功用上各有偏重。二方从用药上比较，其主要区别在于本方增用了牛膝、莪术，而去掉了阿胶、麦冬。原方用胶、冬二药不仅意在养血增液，更主要的是以其阴柔之性，缓和方中温通之性，勿使燥伤阴血，因此这一增一减，也就使本方在刚柔相济、平和稳妥方面稍逊于《金匮》大温经汤，而在行气活血方面却力胜于前。是故《金匮》温经汤运用范围更广，尤其适用于体弱、病久、病情复杂的患者，此是其所长，而对于虚实夹杂而血瘀气滞之证较为显著者，往往用本方取效更捷。

本方之具体加减用法，可参考"大温经汤"条。

3. 艾附丸（《证治准绳》）

功效：调气和血。

主治：月经不调，血气刺痛，腹冷作胀，头晕恶心，崩中漏下等症。

方药：

香附 480 克　艾叶 120 克　当归 60 克

先以香附用米醋浸一日，以瓦器煮，令醋尽，再以艾叶、当归研细，一并醋和为丸，如梧桐子大、晒干，每服 6 克至 9 克，淡醋汤下。

方药解：

此方为通阳和血，疏肝调气之法也，香附乃血中气药，调气解郁，通行十二经、八脉气分，治诸种气痛；艾叶生温熟热，纯阳之性，走三阴，理气血，逐寒湿，止诸血，温阳调经，当归补血润燥，治妇人诸不足及一切血证。用醋制丸者，取其酸味入肝，敛气血以散瘀，俾气顺血和，则经脉自调。

应用参考：

本方药虽三味，但温经、活血、理气都顾及了，适用于气血寒滞之痛经、经水不利等症。但径用其丸，似嫌势单力薄，故可于温经、活血、理气三个方面加配它药，改作汤剂，使其功倍于前。

似这样药味简单的"小方"，便于记忆，多掌握一些，对临床用药是很有帮助的。可有以下两种用法：其一，若"小方"功能上照顾得较为全面，可以从其功效的几个方面加味，使之由"小方"扩展为"大方"，功用未变，而其效力则更著于前；其二，若"小方"功用专一，可将其配伍于其它方剂之中，使之独当一面，在方中发挥其专一的功效。艾附丸即适于前者之用；而后面所论之芎归汤即适于后者之用。

4. 艾附暖宫丸（《寿世保元》）

功效：温经暖宫。

主治：子宫虚寒不孕，以及月经不调，经行腹痛，腰脊酸冷、带下稀薄等症。

方药：

艾叶 90 克　香附 180 克　当归 90 克　续断 45 克吴萸 60 克　川芎 60 克　黄芪 60 克　生地 30 克　官桂 30 克

上药共为细末，醋制米糊为丸，如梧桐子大。每服 6 克至 9 克，空腹时淡醋汤送下。

方药解：

艾叶生温熟热，纯阳之性，通行十二经，走三阴，理气血，逐寒湿，暖子宫，止诸血；香附乃血中气药，通行十二经、八脉气分，调气解郁，主一切气病；当归养血和血；续断补肝肾，续筋骨；吴萸宣散风寒，燥湿暖肝；川芎补血行瘀，理气搜风；黄芪补气，伍当归有助于生血；生地养血清热，以制诸药辛烈走窜之性；官桂补阳活血，以醋制者，取其敛气血以化瘀，全方以补气血，温下焦为重，尤适宜虚寒不孕者。

应用参考：

本方为妇科常用方剂，可视为艾附丸之扩充方，即扩充了艾叶之温热；香附之理气；当归之理血的药用。全方以暖温下元为主，兼顾及气血，多用于胞宫虚寒之痛经、经水不利、不孕、白带等症。举例如下。

痛经或经水不利，可在本方基础上，加强行气、活血药物的运用，而改作汤剂。痛经用之可去生地，加延胡索6克，乌药6克；经水不利可于原方加鸡血藤12克，赤芍10克。

宫寒不孕或子宫发育不良，可常服本丸，每与益肾填精、补气养血诸丸药，如五子衍宗丸、人参养荣丸等交替服用而收良效。

虚寒性闭经，可用本丸剂与八珍益母丸合用常服，待其出现行经之倾向时，可做汤剂，加牛膝、泽兰等引经下行之品。

虚寒带下用本方，其湿盛者加苍术、苡仁等；湿不盛者加芡实、桑螵蛸等，以温涩。

本方用做汤剂，可按上剂量十分之一折算。

5. 吴茱萸汤（《证治准绳》）

功效：散寒暖宫。

主治：风寒凝阻，下腹冷痛，经行下腹剧痛，以及宫寒不孕等症。

方药：

吴萸3克　细辛3克　肉桂3克　藁本3克　麦冬9克　丹皮9克　制半夏6克　当归9克　木香6克

生姜 6 克

水煎服。

方药解：

此方为祛风散寒、温通下焦之法也。以吴萸疏肝散寒，温中止痛；细辛宣散少阴风寒，温行水气；肉桂壮阳温肾，三味相合，有走有守，重主下元寒积。藁本辛温升散，入太阳经，祛风寒以胜湿邪，配生姜其辛散之力尤峻，更以当归、丹皮养血化瘀，木香、半夏行气导滞，气血通和，则腹痛自止。证因寒湿，而方用丹皮、麦冬之凉润者，缘全方辛热、香燥之药居多，恐其太过而伤阴，故以丹、麦护阴抑阳，俾无偏胜之弊，凡属痛经由于风寒所起者，均可以本方主治之。

应用参考：

本方可谓是风寒痛经之专方，很少以做它用。但痛经因于寒湿而起者，用之亦当，因方中多辛温香散之品，对于重滞恋结之湿邪，恰如扬波推舟，实有利于湿邪之蒸化，此即"风能胜湿"之义。其湿更盛于寒者，可以单刀之势，径去麦冬，而以桂枝易肉桂，收效更捷。

痛经剧者，痛时常兼呕噁，用本方可增半夏、生姜量为 10 克，其呕逆虽属胃证，需知本源仍在于下焦肝肾，故吴茱萸、肉桂虽气味芳烈，患者常厌之，亦不可轻易减损。

本方与《金匮》温经汤，俱为治疗痛经所常用，但二者所适应的证候不同。大温经汤用于冲任虚损之虚寒痛经最宜，而本方适用于风、寒、湿邪著于胞脉之痛经

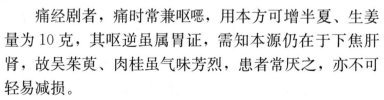

实证。本方虽有麦冬、当归之制，但辛燥、耗散之力犹不可低估，故凡无风、无湿之证，不可滥用，否则徒伤气血，弊多而利少。

6. 桂香琥珀散（钱伯煊自订方）

功效：温经通脉。

主治：妇人痛经，产后癃闭等症。

方药：

肉桂 1.8 克　沉香 1.8 克　琥珀 3 克

上药共为细末，合匀，温开水调服。

方药解：

本方以肉桂补命门之火，益阳消阴，温通血脉；沉香调气降气，温暖肾脏；琥珀宁心安神，行水化瘀，三味同用，药简而力峻，共奏温经通脉之效。

应用参考：

本方虽药仅三味，但温经、调血、化瘀之功效是很显著的，而且作为散剂，携带、服用都很方便。用于痛经患者，每每收效甚捷，尤多用于经前或经期小腹疼痛，痛时恶心、呕吐者。

如痛势较重，可在辨证施治的基础上，加服本散剂，汤散并进。对于产后因寒、因瘀而致的小腹作痛亦可用之。若无琥珀，可用元胡末代之，疗效亦佳。

由于本方在温通经脉的基础上，又有琥珀利尿通淋的作用，故对于产后，因寒凝瘀阻，膀胱气化失宣而致的小便癃闭之症，也是很适合的。

桂香琥珀散的服用量，一般每日掌握在 3 克左右，分两次或三次服，痛剧可临时加量服用，有很好的止痛效果。如用于产后癃闭，分量加倍。

7. 香桂散（《医宗金鉴》）

功效：温经和血。

主治：产后胞寒、下腹作痛，以及寒凝痛经。

方药：

当归 12 克　川芎 6 克　桂心 3 克

上药共为末，清水一盏，煎至七分，空腹温服。痛时服更佳。

方药解：

本方组成即芎归汤加桂心也。方中以川芎补血行气，搜风祛瘀；当归补血和血，润燥行瘀，二者均为血中之气药。桂心入心脾血分，补阳活血，温经散寒。全方共为养血温经、行气化瘀之用，故用于产后胞寒之腹痛最为恰当。

应用参考：

本方暖宫散寒，调和血脉，善治寒凝血滞之腹痛，以产后最易患此症，故用于产后者居多。

方中桂心，即官桂。为肉桂中辛热芳烈之性稍逊的一个品种，善于入血分，故妇科，尤其是孕妇必用肉桂者，多选用该品。

附：8. 延胡索散（《妇人良方》）

9. 香桂散（《济生方》）

本方去川芎，加延胡索，即为《妇人良方》之延胡索散。后世多种延胡索散，皆由此方加味而来。二方仅一药之差，应用亦稍有侧重，川芎与延胡索虽皆为血中气药，但延胡索以化瘀止痛为胜；川芎以芳香走窜擅长，故瘀血之象明显者，当用延胡索散，或以本方加延胡索，其止痛效果更佳。凡用于血寒经痛之诸方，多未能出此二方温经、活血、调气之范围。

《济生方》亦载一"香桂散"，仅麝香、官桂二味组成，为胎死不下而设。与本方功效差别较远，用者当识。

10. 桂枝桃仁汤（《妇人大全良方》）

功效：温经化瘀。

主治：经后、经前或产后寒瘀之腹痛，血脉不充者更宜。

方药：

桂枝 60 克　桃仁 30 克　白芍 60 克　干地黄 60 克
甘草 30 克

上药研为末，每服 15 克，清水二碗，加生姜三片、大枣二枚，同煎去滓温服。

方药解：

本方组成即桂枝汤加桃仁、干地黄而成，桂枝汤温经和脉，桃仁、干地黄主以养血化瘀。方中桂枝辛甘而温，入心、肺、膀胱三经，温通经脉，解肌通阳，配白芍补肝敛阴，一散一收，调和营卫，再合以甘草温中和中、生姜发散和中、大枣益气和中，即为桂枝汤原方，主温经通阳，调和营卫，鼓舞气血生长之功用。桃仁甘苦而平，入心、肝，润大肠，苦以泄血滞，甘以缓肝气，破血润燥，得桂枝、甘草、生姜、大枣之温通，以助其破血化瘀之力；得地黄之滋水填精、白芍之养血柔肝，寓泻于补，使其瘀滞得除而不伤于脉络。全方温经化瘀，补肝和中，体弱血虚而又有寒瘀凝滞者，可采用本方。

应用参考：

因本方是以桂枝汤为基础，故对于体弱及产后之胞脉血滞引起的腹痛，用之最宜。临床常与芎归汤合方应用。

若寒凝之证重者，可以官桂代桂枝；若兼有气郁之象者，可去地黄、大枣，而代以香附、苏梗。

本方较之生化汤，其药性更加平和，不但可调和经脉，且有调和脾胃的作用。

本方直接入煎，可减为上述剂量的五分之一，姜、枣如前。

《清　经》

清经方以寒凉性药物为主体，多配伍养血、滋阴、凉血、止血、燥湿、泻下等品，主要具备清热泻火、凉血止血、清化湿热等功效，可用治证属血热恣溢的经行吐衄、月经先期、月经量多及崩漏等月经病，有些方剂对赤白带下、胎产诸种热证亦有较好的疗效。

本节载方 10 首，附方 3 首。以下 2 方未载入本节，其应用可参阅该条。

201. 黄连解毒汤

202. 三补丸

11. 犀角地黄汤（《千金要方》）

功效：清热养阴，凉血止血。

主治：热病，热入营血所致之高热、吐血、衄血、便血、斑疹、妇人逆经、血崩等症。

方药：

犀角 3 克　生地黄 24 克　丹皮 9 克　白芍 9 克

水煎，去滓热服。

方药解：

方中犀角入心、肝、胃经，苦酸咸寒，泻肝凉心，清胃解毒，清营凉血，善治一切血热妄行之疾，故以为主药；生地苦甘大寒，养阴血，平血热，佐犀角凉血清热之功，配伍白芍补肝肾，滋阴血；丹皮辛苦微寒，泻血中伏火兼能化血中瘀滞。本方旨在养阴、清热、凉血以止血，凡血热离经者，用之咸宜。

应用参考：

叶香岩曰："（温邪）入血就恐耗血、动血，直须凉血、散血。"其凉血散血之法，多以本方为代表方剂。凉血以止血，因其证属血热而妄行；散血体现在养血、化瘀两个方面，血因热耗，稠少而滞涩，故养血增液以助血行；凉血止血易导致残血凝涩，故应以化瘀之品佐制之，养血与化瘀用药虽有别，实则异途而同归，均为通脉络以散血之热与瘀也，如此而后血能循经运行而得安。

本方可用于证属血热妄行的各种出血症。《金鉴》载本方治疗经后吐血、衄血，因经后血气不足，虽证属实热动血，亦不可苦寒直折，或引热下行，故只养阴凉血一法可循，用本方最宜。血热实证之崩漏亦可宗本方方义立为治法。

本方虽配伍精当，然方中主要药物犀角，价值昂贵，药源不足，给本方的应用带来了很大的不便。犀角可不入煎，磨汁兑服 1.5 克即可。此外临床有用广角（犀角中价廉的一个品种），或玳瑁倍其量以代者，亦有用牛角尖代者，但此三物也非容易凑手之物。易行之法，可以大青叶 30 克、玄参 15 克、升麻 6 克，三味共代方中犀角，亦能收效，可供读者参考。

12. 玉烛散（《医宗金鉴》）

功效：养血泄热。

主治：胃热消渴，食少肌瘦，燥热内结，津液被烁，以致血海干枯，月事不行，大便干燥等症。

方药：

当归 12 克　白芍 9 克　大生地 15 克　川芎 3 克　大黄 6 克　芒硝 6 克　甘草 6 克

上药为末，每服 24 克，水煎，食前服。

方药解：

本方为四物汤与调胃承气汤合方而成。胃为水谷之海，肝为藏血之脏，胃热液涸，不能灌溉五脏，亦无以营养血脉，肝血为之不足，故月事闭塞而不行。本方用四物汤养血和血，用调胃承气汤，釜底抽薪以泄阳明胃热，泻火即以润燥也。肝血充、胃气和，经血自不致匮乏而应期来潮。

应用参考：

本方与增液承气汤（玄参、麦冬、细生地、大黄、芒硝）有异曲同工之妙。阴血干枯与腑实热结常互为因果，是故张仲景以承气汤急下存阴，而吴鞠通以增液汤泛水行舟，皆是参透病机之见。此玉烛散与增液承气汤正是养阴血、通腑结两顾之法，所不同者，增液承气在于补阴液；玉烛散在于养阴血，故不惟用药不一，其适用范围亦有小异。由于女子"血常不足"是其生理特点，因此在妇科范围内多用玉烛散，凡是妇女肠胃积热、大便燥结，甚或因热耗阴枯而致的月经量少、后期，以至于经闭者，皆可用本散以泻热结，若颇以为苦者，亦可做汤剂，一通为快，此即釜底抽薪之妙用。

方中硝、黄峻荡之物，虽有四物、甘草之佐制，以为汤剂者亦不可频投，须知中病即止，胎前、产后更不可滥用。若胃肠积热恋滞而燥结不甚者，可用知母、瓜蒌仁等清润之品以代硝、黄，则较为稳妥。

产后大便难，多属血枯肠燥，治当温润，可用四物汤加肉苁蓉、柏子仁、麻子仁等品，若用本方则不相适宜。本方做汤剂，大黄需后下，芒硝化服。

13. 三和汤（《沈氏尊生书》）

功效：清热泻火，养血和血。

主治：上中二焦邪热炽盛，内耗阴血而致的月经闭止。

方药：

地黄 12 克　白芍 9 克　当归 12 克　川芎 6 克　大黄 6 克　朴硝 6 克　黄芩 6 克　栀子 9 克　连翘 9 克　薄荷 6 克　甘草 6 克

水煎服。大黄宜后下，汤成纳芒硝。

方药解：

本方为四物汤、凉膈散（含调胃承气汤）合方而成，故名"三和"。方中以四物汤养血和血，以充经血之源；以连翘清热解毒，配伍栀子、黄芩共清上焦之火，薄荷辛凉清透，以散实热；更用硝、黄，以清中焦之热，导火下行，用甘草者以其甘缓，缓硝、黄之通泄，寓泻于调。全方清上泻下，退上中二焦之邪热，养血和血，救耗伤之阴血，热去血充则经血自能应时而下。

应用参考：

《医宗金鉴》云："胞脉闭，上迫于肺，心气不得下通，故月事不来，宜三和汤清之……如大便不实者，去硝、黄。"经曰："月事不来者，胞脉闭也，胞脉者属心而络于胞中，今气上迫于肺，心气不得下通，故月事不来也。"以方测证，知此心气不得下通，是由热邪上迫于肺，肺失治节之常，不能贯心脉而朝百脉，故血枯致心气不得下通而行经。因此本方凉膈、调胃、养血皆是针对病本。

本方不可用于虚热之证，适用于上、中二焦火邪炽盛者，症见面赤唇焦、口渴喜饮、胸膈烦热、尿赤便干，或咽痛红肿，或口舌生疮，舌红苔黄，脉数而盛于寸、关。只要大便不溏，不必去硝、黄，用药后轻泄，是邪热之去路。观之临床闭经合于本方证者并不多见，即使见到，闭经时间必不长，经闭日久者以兼虚热者较常见。况且闭经一病，多关乎阴血暗耗，非短期所能成患，而邪热炽盛亦不会久居上焦、中焦，故见本证，用

17

本方，证变方亦应随之而变，很少固守本方而治经闭者。较之闭经，则月经后期、量少而合于本方证者多。原方宜平时用，经前、经期应加泽兰、牛膝、木通等通经下血之品，此时若大便不燥结，当去硝、黄，用法与平时稍异。

　　本方去朴硝，加牛膝，可用于经行吐衄，栀子炒黑更佳；若去硝、黄，而减芎、归之量，可用于子烦。更年期综合征以烘热、烦躁、口黏腻为苦者，用本方往往能收到比较好的效果。

　　本方与玉烛散比较，二者皆泻热和血之方，然玉烛散偏重中焦，而主胃热烁血之证；本方偏重上焦，而主热迫心肺，耗伤气血之证。

　　14. 芩连四物汤（《医宗金鉴》）

　　功效：养血清热。

　　主治：血热实证之月经先期、月经量多等症。

　　方药：

　　黄芩6克　黄连3克　生地15克　当归9克　白芍9克　川芎3克

　　水煎服。

　　方药解：

　　此方乃四物汤加黄芩、黄连而成。方中以黄芩清热，善治血热妄行及胎热不安；黄连清心除烦，泻火解毒，然二方苦燥之品，皆可胜湿，恐于阴血不利，故伍生地养血凉血，当归养血和血，白芍补肝敛阴，川芎养血调气化瘀。归、芎为血中气药，凉血止血之剂用之，是免生血滞寒瘀之弊。全方适用于血虚实热诸症。

18

应用参考：

当归、川芎在本方中，虽有调和血脉之功，然终究为活血药物，故应注意掌握剂量，一定要小于生地、白芍。如出血过多或胎动不安者，可弃之不用。以月经先期，量不甚多者用本方最宜。

经血量多，或胎动不安者可加白术、苎麻根。

本方与地骨皮饮，皆是四物加味而成，用于月经先期之热证，但其应用有所区别，地骨皮饮适用于虚热之证，热因阴血虚损而生；本方必见实邪为患之热证才可用，其见症唇红鼻干、口渴思饮、烦躁不安、恶热喜凉、便干尿赤等，舌红苔燥，常以边尖红或有刺为特征，脉数多兼洪、滑，经血多鲜红。可与地骨皮饮条内容对照比较，以区别应用。

附：15. 芩连四物汤（《沈氏尊生书》）

本方多麦门冬一味。用以清热、安胎、治咳嗽声嘶。

16. 玉女煎（《景岳全书》）

功效：滋阴降火。

主治：少阴不足，阳明有余之头痛、牙痛、齿衄、烦渴、吐血、衄血，妇女逆经、崩漏等症。

方药：

熟地 12 克　生石膏 15 克　麦冬 9 克　知母 9 克牛膝 9 克

水煎服。生石膏宜先煎。

方药解：

本方证由水亏于下，火亢于上而起，故本方清火补水并用。方中以熟地滋补少阴之肾水；以生石膏清泻阳明之胃火；以麦冬、知母清热增液，补水泻火兼顾；方中以牛膝补益肝肾，引热、引血下行，使水火相济，阴血充而上炎之火得降，则诸症自愈。

应用参考：

本方扶正祛邪，滋下清上，适用于少阴水亏、阳明火炽之头痛、牙痛、口糜，及各种出血之症。在妇科范围内，多用于血热妄行之月经病，兹举例如下。

逆经又称倒经，经行吐衄，患者于月经将行之际，或正值经期，发生吐血或鼻衄，而月经反不行，或经水明显量少。此症多由胃火或肝火损伤阳络，迫血上溢而起。其因于胃火者，症见烦热、口臭、口渴、唇红燥裂、多汗、便秘、舌红苔黄、脉洪数等，可于经前数日，即投本方加益母草、泽兰、木通，连服至经行。若吐血多者加藕节；衄血多者加茅根。藕节止血而行气滞；茅根止血而利小便；益母草、泽兰、木通，虽均有下行通经之功，而无温燥伤络之弊，如此化裁，用意在引血下行，以复行经之常，而不在凉血、收涩以止血，此正适合于逆经之病机特点。

血热妄行之崩漏，由阳明热盛而致者，可用本方去牛膝，加地榆、炒槐花、旱莲草、女贞子，以增其凉血、滋肾、止血之功。若月经仅表现为先期、量多，可用本方去牛膝，只加女贞、旱莲以滋肾固冲。

因本方有滋补肾阴，顾及月经之本的一方面，故治疗月经病比单纯清热凉血效果更好。

17. 清心莲子饮 （《女科证治约旨》）

功效：养阴生津，清利湿热。

主治：忧虑抑郁，心火上炎，口腔溃疡，月经先期、量多，赤白带下等症。

方药：

石莲肉 12 克　西洋参 6 克　麦冬 9 克　黄芩 6 克
黑山栀 9 克　生甘草 6 克　车前子 12 克

水煎服。

方药解：

方中石莲子即经霜之莲子，质坚色黑而沉水，性寒味苦，清心除烦，开胃进食而祛湿热；西洋参苦甘性凉，入肺胃二经，降火生津；麦冬养阴清热；甘草和中润肺，生用清热；上四味共用清心、润肺、和中，养阴津而退虚热。栀子泻火除烦，炒黑入血分凉血止血；黄芩清热止血；车前子利水通淋，与芩、栀相合，并清三焦湿热。全方为生阴津，去湿热之法，苦燥而不伤阴液，甘润而不助湿邪。

应用参考：

方中西洋参价格昂贵，常常缺货，若不凑手可用北沙参 15 克、天冬 9 克以代之。

本方心、肺、脾同治，而重主清心经之热，心火不亢则血脉自无沸溢之患，兼之湿热从小便而出，实邪亦有去路，故心经诸实热症明显者用本方最为适宜，若有肾水亏损、心神不宁之证并见，可加夜交藤、远志、生地等品交补心肾。

本方用于月经先期、量多，乃至崩漏等出血疾患，

21

宜重在养阴清热，可去车前子。若用治带下，宜再加利湿热之品，如鸡冠花、椿根皮等，赤白相兼者更适用。

证属单纯虚热或单纯湿热者，不宜用本方。

附：18. 清心莲子饮（《和剂局方》）

局方多茯苓、人参、黄芪、地骨皮，而少黑栀子、西洋参。二方适应证相同，清热之力以上方为胜，局方又兼益气之功，临床可根据具体证情需要，选择应用。

19. 固经丸（《证治准绳》）

功效：滋阴凉血，清热化湿。

主治：血热崩漏，色紫成块，以及赤白带下等症。

方药：

龟板 120 克　白芍 90 克　黄柏 90 克　黄芩 60 克
制香附 45 克　椿根皮 45 克

上药各取净末和匀，冷开水泛丸，丸如绿豆大，每服 6 克，日服二次，食前开水吞服。

若为汤剂，以上方十分之一量做一剂，水煎服。龟板宜先煎。

方药解：

方中龟板滋阴潜阳，补肝肾，益心血，养冲任，故善治崩漏及带下赤白，配伍白芍敛阴和血，使阴血内守。黄芩、黄柏苦寒之品，善清湿热，黄芩主一切血热妄行之症，黄柏主泻无根之相火。椿根皮苦寒而性涩、苦燥、寒清、涩收，故能清血分湿热，而有断下之功。香附疏肝调气，通行十二经，调和龟、芍之滞，芩、柏之寒，使血脉得安而运行如常。全方养阴凉血，清化湿热，故适用于血热妄行之症。

应用参考：

汪讱庵谓血热妄行之症，"脉数疾小为顺，大者为逆"。此诚经验之谈，对本病的治疗、预后确有指导意义，治疗过程中脉渐小、渐软，是血将止之象，脉仍洪大，当考虑是药未中病，或病重药轻，应注意观察。

证属实热，经色紫而块，此血块不可视为瘀象、寒象。血得寒则凝，此下多而紫黑成块知其非寒；血瘀则气滞，不通则痛，小腹不痛知其非瘀。此即古人所说火极似水，是热极之象，热邪炼灼阴液，故色紫黑而成块。

临床用本方多做汤剂，因崩漏下血对于人体损耗较大，不宜以丸剂缓图，且汤剂加减方便，可适应崩漏病临床多种变化的具体情况。

阴虚之象明显者，可于本方加生地、旱莲草、女贞子。

邪热之象盛者，可加炒槐花、生地榆、茅草根。

小腹刺痛，块去痛减者，加丹皮、炒蒲黄，小腹作胀香附适当增量。

出血多者，加地榆炭、生龙牡，以龟板胶代龟板。

赤白带下因于湿热者，用本方亦很适宜，可用原方，将椿根皮增至 15 克。赤多加鸡冠花、贯众；白多加茯苓、山药。

本方与芩连四物汤比较，本方清热凉血兼滋阴；芩连四物清热凉血兼补血，本方清化湿热之力，止血之功，均胜于芩连四物，而和血调经之效稍逊，故本方多用于崩漏，芩连四物多用于先期。

附：20. 固经丸（《妇人良方》）

《妇人良方》亦载一"固经丸"，药用艾叶、赤石脂、补骨脂、木贼、附子，以治产后血气未复，而有房事及劳役伤损，致血暴崩或淋沥不止。虽都是为崩漏而设，功效却迥然不同，彼方针对虚寒，本方针对实热，亦可知固经非止一法。

21. 先期汤（《证治准绳》）

功效：清热养血，固摄冲任。

主治：月经先期而至，色紫量多，由血热而起者。

方药：

大生地 15 克　白芍 9 克　当归 9 克　川芎 3 克阿胶 12 克　艾叶 3 克　黄柏 6 克　知母 9 克　黄芩 6 克　黄连 3 克　香附 6 克　甘草 6 克

水煎服。阿胶烊化。

方药解：

本方旨在凉血止血，而方中用药体现着温清并用、正邪兼顾的特点。方用四物汤养血和血，加艾叶、阿胶温经止血，胶艾四物之温，意在温补冲任以健固摄之权；而以黄柏、黄芩、黄连、知母大队苦寒之品，清润三焦，伍四物之生地、白芍凉血止血，邪热去则血海自然安和。本方以凉血止血为主，苦寒药物居多，恐有血止瘀留之弊，故少佐香附，香附为血中气药，善行血中之滞，伍四物之当归、川芎，调和血脉，使本方凉血止血而不留瘀血。方中用甘草调和诸药。

应用参考：

本方适用于平素冲任虚弱，又为热邪所扰，以致经血妄行之月经先期、月经量多，甚或崩中漏下之症。原方既正经脉之本，又清邪热之源，正与上述病机相吻合，然原方用药过偏是其不足之处，阿胶、艾叶虽有摄血之功，但毕竟还有胶结滞邪之弊；黄芩、黄连、知母、黄柏大苦大寒，过用终究不利于营血的化生、血脉的运健，况且寒、温两方面药物互相牵制，功效的发挥是很难不受影响的。是故临床固执原方者，似并不太多，多据本方方义，因证组方，根据具体证情，急则治标，缓则治本，以一方的治疗为主，而兼顾另一面。例如患者热邪势张，症见面赤、唇红、恶热、烦躁、口苦喜饮、大便燥结、小便短赤、舌绛、脉数，经色紫红、量多等，用本方应去阿胶、艾叶、川芎、当归，加杜仲、桑寄生、制首乌；若邪热之象不显著，用本方可以将旱莲草、焦栀子易黄连、黄柏；如果患者正值出血期，可去黄连、黄柏，而代之以槐花、地榆等凉血、止血之品。又因经期多用寒凉之物，有留瘀之虞，故可加配丹皮、茜草，使其方凉血止血而不留瘀滞，似较温行气血之香附更适宜。

25

因本方是为出血倾向而设，故方中川芎、当归、香附用量宜轻。若用治崩漏，或经血过多，可去当归、川芎。

本方适应证为三焦邪热扰于血海，若因虚热而致多血者，则非本方所宜。

22. 阿胶汤 （验方）

功效：清热凉血，养血止血。

主治：妊娠阴道出血，以及崩漏、月经先期、量多等症。

方药：

阿胶 12 克　大生地 15 克　　白芍 9 克　　当归 9 克
川芎 3 克　黑山栀 9 克　　黄芩 6 克　　侧柏叶 12 克

水煎服。阿胶烊化。

方药解：

方中以四物汤养血和血，因本方主旨在于凉血止血，故地黄用大生地，而少用川芎，之所以还要用芎、归者，因方中多寒凉之品，恐其寒滞瘀留，故以芎、归以和之。方以阿胶养血止血；以侧柏叶凉血止血；以山栀、黄芩并清三焦邪热，邪热去则血海自不沸腾，而无血热妄行之患。方中四物汤补血养胎，阿胶、黄芩有安胎止血之妙用，故本方亦适用于血热之胎漏。

应用参考：

本方的特点是清热以安血脉，故诸出血之患不由热扰血海者不可滥用。胎前有喜凉恶热之说，是指胎前病用温热之品宜谨慎，不可执此法而误认胎动、胎漏，皆因热而起，须知此类症，证属气虚、肾虚亦不鲜见，若以本方应之反损胎气，更致摄纳无权。因此，本方虽然配伍有致，止血效佳，但并非能守此一方而统治胎漏。

本方与芎归胶艾汤比较，二方皆以四物汤为基础，有良好的止血、安胎功效，惟二者适应证候截然相反。芎归胶艾汤适于冲任虚寒者，而本方适于胞脉实热者。

本方与先期汤比较，二方皆重主清热止血，然本方三味清热之品皆入血分，从凉血止血方面看，本方为优；从苦寒泄热方面看，以先期汤更胜。

本方用于妊娠阴道出血，若胎热明显，胎动不安，腹中不痛者，可不用归、芎，或减其量，或加用安胎饮（苎麻根、莲肉、糯米）。

23. 地榆苦酒煎（《医宗金鉴》）

功效：凉血固冲。

主治：崩血，补之仍然不止，宜用本方防其滑脱，止后随证治之。

方药：

地榆 30 克　苦酒 60 毫升

二味同煎，露一宿，次朝温服。

方药解：

地榆苦酸微寒，性沉而涩，入下焦，凉血、收涩、止血，主治吐衄、崩中、肠风、血痢等症。本方用地榆一味，除血热而止血崩，配以苦酒，苦酒即今之醋，入药以陈米醋为佳，性酸涩而敛气血，引地榆入肝，肝血得藏则自无妄行之患。

应用参考：

本方为治标之法，即所谓"塞流"是也。故本方之用，并不局限于血热妄行之崩中漏下，凡血崩不已，治之无功者，皆可施用，待其血止之后，再图治本。且地榆我国大部地区均产，其方简便易行，缺少医药地方，可自备。

《调　经》

调经方以解郁、行气、和血药物为主体，常配伍养血、化瘀之品。主要有和调气血、通运血脉、解郁散热等功效，用治证属气郁血滞，或有郁滞化热倾向的经前诸郁、月经不调，或先或后，或多或少、经行腹痛及崩漏初起等月经病。此外也用于胎产病。

本节载方8首，附方1首。下一方未收入本节，其应用可参阅该条。

204. 越鞠丸

24. 逍遥散（《和剂局方》）

功效：疏肝解郁，健脾和血。

主治：肝气郁结，胸痞胁痛，乳房胀痛，烦热口渴，月经不调，寒热时作，忧郁喜怒等症。

方药：

柴胡6克　当归9克　白芍9克　白术9克　茯苓12克　甘草6克　薄荷3克　煨姜3克

水煎服。薄荷宜后下。

方药解：

本方用治血虚肝郁，为疏肝解郁、养血健脾之法。方中柴胡味薄气升，使清气上行，解肝胆之郁热；白芍、当归养血和营，以养肝体；白术、甘草健脾和中，扶土以御肝侮；茯苓淡渗，上通心气，和脾而利水；薄荷辛凉清轻，疏解肝郁，以助柴胡；煨姜辛温，和中温中，以助脾运。《内经》云：木郁达之。故有逍遥之名，肝脾调和，气化通畅，则诸恙自安。

应用参考：

逍遥散为临床各科所常用，不但原方应用范围很广，就连古人在原方基础上略作增损的一些方剂，诸如丹栀逍遥、连萸逍遥、黑逍遥等，亦皆为常用方。本方养血、扶土、解郁兼备，恰合肝脏的生理特点，是故前人认为本方是"一方代三方"，或誉之为"肝病第一良方"，诚不误也。

古人有女子以肝为先天的说法，推其理有三：其一，肝以阴血为体，由于女子生理上的特点，易于伤血，血常不足而气常有余，所以多肝血亏损之证；其二，女子善怀而多郁，故多肝气不舒之证；其三，肝在妇女经、孕、胎、产的生理活动中，占有很重要的地位，所以肝脏失调是引起多种妇科病的重要因素，而妇科临床以治肝立为治法者也最多，逍遥散即是最具代表性、最常用的调肝方剂。举几例如下：

月经病：凡证属肝气郁结的月经不调、痛经、闭经，皆可以本方为基础加减。气滞痛经可在经前以本方加香附、乌药、延胡索、吴萸等行气、活血、温经之品，经血一畅，痛势必减。月经量少、后期或闭经，其虚证多于实证，单纯气滞者少，常常兼见血虚之证，因此，平时用本方必重用归、芍，再加丹参、柏子仁、桂圆肉、炙黄芪等，在补气血的基础上调和肝脾，待经期将至，或已见腰酸、小腹胀坠等行经先兆，则用本方加牛膝、莪术、香附等品，以助经行。

带下病：多用于黄带或赤白带，证由肝郁化热，脾虚生湿，湿热蕴结而起者，可用本方去生姜，以赤芍代白芍，调肝理脾以正其病原，更加黄柏、椿根皮、苡仁等清热利湿以祛其病邪。

此外，如胎前病之子气、子悬、胞阻，产后病之恶露不尽、乳汁不行，杂病之不孕、乳痈初起、绝经期诸症等多种妇科病，都常常施用逍遥散治疗，其关键，一在辨证准确；二在加减恰当。在加减方面，前人所设之丹栀逍遥、连萸逍遥、黑逍遥（本方加生地黄）诸方，的确是药证吻合之范例。

治疗胎前病，应重视安血、养胎，应用本方时，方中当归，辛温滑润之品，投之当慎。

25. 抑气异香四神散（《证治准绳》）

功效：调气和阳。

主治：妇人、室女血气不调，以及胎前、产后气血失和诸症。

方药：

香附 240 克　乌药 120 克　炙甘草 30 克

上药为粗末，每服 15 克，水一盏，生姜三片，枣一枚，煎至七分，去滓，空腹温服，或用青葱三根同煎。

方药解：

方中香附味辛能散，微苦能降，微甘能和，乃血中之气药，通行十二经并八脉气分，主一切气，利三焦，解六郁；乌药辛温香窜，上入肺，中入脾，下通肾与膀胱，可疏胸腹邪逆之气；甘草味甘，炙用气温，益气和中；姜、枣同用温中健脾，鼓舞气血生化；青葱通阳以和脉。全方旨在调气和阳通脉，故可用于一切血气病。

应用参考：

妇女善怀忧郁，多肝气不舒之证，肝气不舒多致经血不调，古人称此为气多血少之疾，盖言气血失调，并非气多于血也。拟方以"抑气"二字命名，是抑气之亢，恐害于血。

本方一名四神散，与正气天香散、严氏抑气散方义相类近，恐由彼化裁而来。疏肝顺气，善理血中气滞，方中草、枣、姜、葱，皆有深义，虽功在理气和阳，而意在和血调经，其用药动而不耗，温而不燥，即使虚弱之体，气郁为患，亦可以本方缓缓图之，实为妇科良方。将原方加减法录于下，备用。

气血不顺，心胸痞满，加紫苏叶。

惊忧闷气，喜怒伤神，心满腹痛，面目浮肿及一切气疾，加石菖蒲。

血脉不调，反胃呕吐，脾胃感冷，以老姜一块，烧令黑，切作 5 片，入盐少许同煎。

血积、血晕、血闷、血癥、血刺，煎熟加好醋少许，呷服。

经血行时，被风雨，或惊忧相并，因而不时腹痛紧胀，腰腿疼痛，加茴香（炒）一撮。

血气不顺，喘满气急，面目浮肿，及怀胎近月逼胸，加生姜、紫苏叶。

吐血、咯红、喉中腥气，加黄桑叶，花桑尤佳。

血涩气秘，大便不通，加枳壳，或青皮（去白）亦可。

经络感热、经水沸溢，血脉妄行，加生地黄。

败血攻冲脾胃，血噎咳逆，加生姜 3 片，柿蒂五个。

血气昏闷，心腹刺痛，加高良姜、赤芍药，水酒各半煎。

妊娠伤食，胸膈不快，噎气食臭，心腹紧痛，加南木香或缩砂仁。

产后寒气入腹，硬紧，脐下刺痛，加吴茱萸（炒）。

产后因用力太过，子宫脱下，先服此散，再以樗树根，或枝梗，同葱白、花椒煎汤熏洗。

原加减而外，兼见血滞合芎归；兼见血虚合四物；兼见气虚合四君；气郁化热者，去葱、姜，加丹皮、丹参；脾运不健加橘皮、木香。

26. 加味乌药汤（《证治准绳》）

功效：行气化瘀。

主治：经行腹痛。

方药：

乌药 15 克　延胡索 15 克　木香 15 克　砂仁 15 克
香附 30 克　炙甘草 20 克

上药为粗末，每服 21 克，清水一盏半，加生姜 3 片，煎至七分，不拘时，空腹温服。

若直接入煎，上量可减半，加生姜 3 片。

方药解：

方中乌药辛温香窜，上入肺、脾，下通膀胱与肾，能疏理胸腹邪逆之气，一切病凡属气郁者皆可治，使气顺而通调则血脉自和；延胡索行血中气滞、气中血滞，通行十二经，引理气之药达于血分；木香、砂仁为伍，调气和胃，理中焦而俾气之升降自如；香附善理郁结之气，伍乌药、延胡索重主下焦经血诸痛；炙甘草温补和中，甘以缓痛；生姜温经散寒；以解收引之痛。故凡痛经属于气滞或兼有瘀、寒之象者，用之皆宜。体质较弱者亦可用之。

应用参考：

临床所见痛经，以实证最多，虚中夹实者次之，纯虚证者比较少见。导致痛经的原因很多，如气滞、血瘀、寒凝、寒湿、湿热、虚寒等，但分析起来，造成经行腹痛的直接因素，不外经行不畅而已。由于气为血帅，气导血行，因此治疗痛经，在原则上要以行气为先，这个原则适用于各种类型的痛经，故在治疗痛经的温、清、消、补各类方剂中，均不可以缺少理气药，或血中气药的配伍。加味乌药汤在这方面是颇具代表性的。

本方以理气为主，适用于气滞比较明显的经行腹痛。偏重于气滞的痛经，多于经前即出现肝气郁结不舒之症状，诸如乳胀、乳痛、两胁作胀、气窜而痛、纳少、太息、抑郁寡欢或烦躁易怒，其小腹以胀痛为主，多胀甚于痛者。使用本方应在诸先兆未见之前，即预先投用，其效果更好。如若经前之症状较为严重，患者深以为苦者，可酌加郁金、橘核、白芍、柴胡等，因其症状而定。

倘若所遇证候较为复杂，可在本方基础之上加减化裁。例如，兼血瘀者，可合失笑散；兼寒凝者，可加吴

33

黄、小茴香各 3 克；兼寒湿者，可加桂枝 6 克、苡仁 12 克；兼血虚者，可合四物汤，去地黄，加鸡血藤 12 克；兼肾虚者，可加川断 12 克、怀牛膝 12 克等，余可类推。由于方中虽以理气药为主，却无过温、过燥之品，其方药性较为平和，故即使体弱者亦可施用。

因本方用药，性偏温热，若证属湿热蕴结者，则不可勉强以本方化裁，可取丹栀逍遥等辈加减治之。

27. 备金散（《沈氏尊生书》）

功效：理气化瘀。

主治：肝气郁结，瘀血阻滞所致崩漏不止，或经行腹痛，及产后恶露不净。

方药：

香附 6 克　当归 9 克　五灵脂 15 克

水煎服。

原方为香附 120 克，当归尾 36 克，五灵脂 30 克（炒），为末，每服 9 至 15 克，空腹时醋汤调下。

方药解：

李时珍谓香附为"气病之总司，女科之主帅"，妇人崩漏、带下、月候不调、胎前、产后百病，皆可用之。香附以疏理肝气郁滞见长，本方用之正为以气理血。当归养血和血，取其尾者，功擅行瘀活血。五灵脂入肝经血分，通利血脉，散瘀止痛，古方有单用本品，半生半炒，行血止血以治血崩过多者。三味相合，通因通用，使郁结得开，瘀血可化，则血气自能归经，血循脉运，而行经应时有常。

应用参考：

本方功能解郁活血，凡气滞血瘀而致的月经不调皆可应用，不唯用于经多，经少亦可用。此外，经行腹痛、产后恶露不净、半产之后血出不断等症，凡证属瘀滞者，施用也很恰当。以上诸症以血色紫黯、血块夹杂、小腹胀痛、刺痛为辨证依据。

本方药简功专是其特点，然用以治疗出血重症，终究效力单薄，因此多伍于它方之中，或加味运用，举例如下。

如瘀滞经少、后期等症，可合四物汤，养血和血以化瘀。

如上述症而兼腹痛较重者，可加蒲黄（血多炒用；血少生用）。其刺痛者，再加延胡索；胀痛者，再加乌药。

如经血过多、恶露不净诸症，可加益母草、茜草、莲房炭等。

本方与艾附丸比较，仅五灵脂与艾叶一味之差，艾附丸长于温经；本方长于祛瘀。

方中五灵脂与人参相畏，加减运用时应注意。

28. 八物汤（《医垒元戎》）

功效：和血调气。

主治：妇人月经将行，脐腹绞痛，由血涩气滞而致者。

方药：

当归6克　川芎6克　白芍6克　熟地6克　木香3克　槟榔3克　延胡索3克　川楝3克

方药解：

此方乃和血理气之法。方中以四物汤养血活血，因本方旨在和血行气，故四物中熟地不宜多用。木香、槟榔通阳明之气，利气行滞，使之下行；川楝子行膀胱之滞气，善解下焦热瘀之痛；延胡索入手、足太阴、厥阴，行血中之气滞，气中之血滞。全方养血、和血、行气兼而顾之，使气通血活，则其痛自除。

应用参考：

本方养血和血，行气导滞，方中理气药物与养血药物，互相佐制，刚柔相济，寒温并用，故少温、燥、耗、伤之弊，且本方虽为行散之剂，方中用药却无破血、破气峻利之品，因行气以导血滞，因此临床应用本方较为稳妥，凡气滞血瘀之证，即使体虚、产后亦可据此方加减运用。兼有食积者用之更妙。

血虚甚者，增四物之剂量；气血俱虚，可再加炙黄芪 12 克。

若大便不实，可去槟榔、当归，加乌药、香附各 6 克。

附：29. 八物汤（《证治准绳》）

《证治准绳》亦载一八物汤，其组成为黄芪、茯苓、白术、熟地、当归、白芍、川芎、炙甘草，与八珍汤类近。主治病后气血亏虚，饮食减少。与本方截然不同，不可混为一谈。

本方以四物汤为基础，补、调并行，凡血虚血滞之证，皆可宗本方之法。

30. 香附丸（验方）

功效：养血行气，调和血脉。

主治：血虚气滞，经行腹痛，月经后期、经少等症。

方药：

制香附 300 克　熟地 120 克　当归 120 克　白芍 120 克　川芎 120 克　白术 90 克　橘皮 90 克　酒炒甘草 30 克　泽兰 90 克　酒炒黄柏 30 克

将熟地煮烂，同诸药打和晒干，共研细末，冷开水泛丸，丸如绿豆大，每日二次，每服 6 克，开水吞服。

方药解：

本方以香附为主药，用以疏肝调气，通利三焦，解郁调经，伍之四物汤养血和血，同理血中气滞，调和血脉。方中泽兰活血祛瘀，通经行水，可疏肝脾之郁。白术健脾化湿；陈皮理气和胃，扶土先安未病之脏，且使升降气化健行，而防四物中地、芍滞胃之弊。黄柏苦寒，清热燥湿，泻无根之相火，以防气血郁滞而从火化，酒制则无寒生瘀涩之虞。甘草缓中止痛，调和诸药，酒炒则不因甘缓而壅滞。全方正邪兼顾，补通并用以调和血脉。

应用参考：

《济阴纲目》名十味香附丸，方中黄柏盐炒，甘草炙用，治妇人经候不调。

本方寓消于补，虽亦行血脉之滞，然药性平和，配伍井致，故长时间连服亦无不可，因此对于气滞血虚之经闭，用本方最稳妥。有寒者则以艾叶代黄柏；气亦虚

37

者可增党参、茯苓；血虚甚者再加柏子仁、丹参。作丸常服，待其有行经先兆之时，如见腰骶、小腹坠胀等症，可作汤剂加入川牛膝、益母草、官桂等通经、温经之品；兼乳胀加橘核；兼腹痛加延胡索，随证化裁。治经少、后期之症，加减通此。

本方用于痛经，适于以血虚隐痛为主者。若用于实证，还应增强行滞通经之力，如延胡索、乌药、桃仁、生蒲黄等皆可选用。兼寒凝者宜去黄柏，而加吴萸、官桂；见腰痛加牛膝、川断；见乳胀加荔枝核、橘核。

31. 平肝开郁止血汤 (《傅青主女科》)

功效：清肝开郁，和血止血。

主治：妇人忧郁不乐，口渴舌燥，呕吐吞酸，而经血或崩或漏者。

方药：

白芍9克　白术9克　三七根3克　甘草6克　黑荆芥6克　柴胡6克　当归9克　丹皮9克　生地12克

水煎服。

方药解：

本方治在肝脾，肝藏血而主疏泄，脾统血而司运化，肝脾郁结则土木失调，故以白芍、柴胡苦酸以疏肝；白术、甘草甘温以和脾；当归、生地以养血；丹皮、荆芥以清散郁热，凉血以止血；用三七根者，于补血之中以行止血之法。郁热得解，而血崩自然可止。

应用参考：

本方是仿丹栀逍遥散之意，而偏重于和血止血，适用于肝郁化火，迫血妄行之崩漏，患者除表现抑郁寡欢、胸胁苦满、脘胀吞酸、乳房作胀等一派肝郁不舒的症状而外，郁热的表现也很明显，如口苦咽干、口渴思饮、烦躁易怒、头晕目眩、大便燥结、舌红苔黄等，往往月经数十天甚则数月不至，一旦行经，则量多而不易止，经停愈久，经血愈多。此种崩漏以中年以上的妇女，尤其是在绝经之前较为常见。遇此症可分阶段治疗，若月经过期不行，而见肝郁蕴热之证，可行开郁通经之法，用本方去三七、芥穗，加丹参、泽兰、川牛膝，使经血一泄，则郁热自除；若在经血不止之时，可用开郁止血之法，即用本方，血多者去当归，加藕节炭、茜草、侧柏叶，以当归辛散滑润易于动血之故也。此类月经病若能掌握其行经规律，重视前一阶段的治疗，勿使月经周期拖延过长，则不会造成月经量多，或行而不止的现象。

三七根若碾为细末，以汤冲服，较入煎止血效果为佳。

《证治准绳》亦载有"平肝开郁止血汤"为湿热下注之赤白带而设，与本方不尽相同，可参阅"二黄三白汤"应用参考条内容。

32. 荆芩四物汤（《济阴纲目》）

功效：和血调经。

主治：崩漏初起，腹部隐痛，色紫凝块，唇红口渴。

方药：

大生地 15 克　白芍 9 克　当归 9 克　川芎 3 克

荆芥穗（炒黑）9克　黄芩6克　香附6克

　　方药解：

　　本方即四物汤加荆芥、黄芩、香附而成。方中以四物汤养血和血；黄芩苦寒清热；香附调血中之气。荆芥气味轻扬，生用则祛风解表，今炒黑能入肝经血分，善止一切出血之疾，故本方以为主药。全方辛温苦寒并用，使血安气和，则崩漏可止。

　　应用参考：

　　本方为和血调经之剂，虽为崩漏而设，然方中用药却未着意于止血之品，盖气血和调，经脉营运有常，自无血溢妄行之理。《济阴纲目》眉释曰："血藏于肝，肝气不升，则热迫于下，故血不能藏而崩也……荆芥升肝气，香附理肝气，条芩除内热，四物生地、芍药养血、凉血，故皆取效。"可见本方是通过调和气血，以达到止血的目的。因之，临床用本方不会有凉、壅、瘀、滞等各种弊端出现。以病在初起用之最佳，惟血多者，应弃当归、川芎不用。

　　本方并不局限于崩漏，月经先期、量多、先后不定期及吐血、衄血等出血症，凡属气血不调者，皆可加减运用。

　　崩漏一般用于初起之时，血量不多，寒、热、虚、实之证皆不明显，小腹或隐痛，或作胀，血行不畅又淋漓不断者。

　　本方用于气血失调之吐、衄等上行出血症，宜去川芎、香附，而加荷叶、藕节、丹皮等药物。

　　方中虽有生地、黄芩凉血清热，然亦有归、芎、香附、荆芥之温散，故本方不可以作凉血止血之剂而用，用之如隔靴搔痒，难收良效。

《通　经》

通经方以破气、破血、散瘀、逐瘀药物为主体，常配伍养血、温经之品，主要具备活血止痛、逐瘀通经、或祛瘀止血的功效，用治证属气滞血瘀的月经后期、月经涩少、闭经、痛经、及崩漏等月经病。有些通经方亦可用于消癥积、下死胎、逐恶露等。

本节载方13首。以下诸方未收入本节，其应用可参阅该条。

151. 生化汤

174. 瑞金散

160. 失笑散

223. 桂枝茯苓丸

225. 化癥回生丹

150. 妇科回生丹

172. 下瘀血汤

104. 开郁二陈汤

33. 桃红四物汤（《医宗金鉴》）

功效：养血和血，化瘀调经。

主治：瘀血阻滞而致的月经不调、经行腹痛，及产后恶露不净、小腹作痛等症。

方药：

桃仁9克　红花6克　地黄12克　当归9克　赤

芍9克　川芎6克

水煎服。

方药解：

本方即四物汤加桃仁、红花而成，用治瘀积之证。方中桃仁破血去瘀，散而不守，泻而无补，为开瘀结而通血滞之峻品；红花活血通经；祛瘀止痛，桃、红相须为用，其通破之力更强，古人云此二物不可大剂独任，否则有血行不止之虞，故伍以地黄、当归、赤芍、川芎，养血和血，先安其正，寓消于补，使瘀去而血不伤。全方一派血分药物，专一调治血脉，凡证属瘀积为患可用之。

应用参考：

以四物汤加减而形成的固定方剂较多，本方即为四物汤变方中，治疗瘀滞的代表方剂。因本方养血、祛瘀兼顾，故应用范围很广，在妇科范围内，主要用在两个方面，一是通经，二是止痛。

凡瘀积而致的月经后期、月经量少、闭经等症皆可用以通经；瘀血不去，经脉不安之出血之疾，若月经先期、月经量多、崩漏等症；亦可用于祛瘀止血，然需知中病即止，瘀血一清，即当更方，当慎而用之。

妇女病之腹痛，以瘀滞实证多见，多见于经前、产后，恶血不去，其痛不止，用本方更为恰当。

凡瘀积为患应重视经前、经期的治疗，因势利导以逐瘀血。本方一派血分药，不如酌加行气之品，效果更佳，因气行则血行，血瘀气亦滞，诸如香附、乌药、川楝子等药皆可选用。如欲通经者，可加牛膝、香附，行气导滞，引血下行；又如欲止痛者，可加乌药，瘀而兼热者，可加川楝、丹皮。

本方专于治血，在本方基础之上，增加益气、行气、通络、祛风等各类药物，广其应用，此类方剂最多，如王清任之补阳还五及诸逐瘀方皆是。

本方破瘀散积，胎前及无瘀积者不用，因方中当归、桃仁滑润通便，大便不实者不宜用，必用则代之以它药，如丹参、泽兰、鸡血藤等品皆可选用。

本方与失笑散比较，失笑散纯于活血化瘀，本方补消并行，通经以本方多用，止痛以失笑散多用。

34. 过期饮（《证治准绳》）

功效：养血通经。

主治：妇人月经过期不行，经行腹痛，由瘀血阻滞而起者。

方药：

熟地 6 克　当归 6 克　白芍 6 克　香附 6 克　川芎 6 克　红花 3 克　桃仁 3 克　莪术 3 克　木通 3 克　甘草 3 克　肉桂 1.5 克

水两碗，煎至一碗，食前温服。

方药解：

本方以四物汤养血和血，桃仁、红花活血化瘀，莪术行气破血，香附疏肝调气，肉桂温通经脉，甘草调和诸药。本方用木通非是以其降火利水，因木通入心，善通经脉不通之气，利九窍，其用意在于引诸药以通血脉之闭也。全方为养血活血，理气通经之法，凡属血虚气滞，而有瘀阻者，可以采用此方。

应用参考：

《金鉴》所载过期饮，药多木香一味，其用相同。

对于月经过期不行的患者，首先要明辨虚实，本方适用于由瘀阻而致的实证，但方中药物养血、通经兼顾，故仍不失为一张平和的逐瘀方剂，为临床常用方，最适宜用在过期未行之时。如其人经行不畅，小腹作痛，经期亦可施用。若经净之后，仍有瘀象，应改用活血化瘀方剂，如桂枝茯苓丸、桂枝桃仁汤等方，本方通经逐瘀，意在因势利导，故一般多不用于经后。

月经过期不行，而不见小腹胀痛，甚而诸瘀象皆不见者，多是血虚、肾虚之证，不可用本方硬行通经。本类病临床所见，虚证多于实证，故医者尤当细察。

方中熟地滋阴养血，但其质滞腻，与气滞血瘀之病机相悖，故不多用，后世加木香者，恐配伍之意即缘于此。

44

35. 胶红饮（《中国医学大辞典》）

功效：养血通脉，祛瘀止血。

主治：瘀血滞脉，血不归经，崩漏经久不愈。老妇血崩。

方药：

阿胶（米粉拌炒成珠）30克　全当归30克　红花12克　冬瓜子15克

水煎服。

方药解：

方中阿胶滋肝益肾，补血止血，善治崩中漏下，以养胃宽中之米粉炒珠，使阿胶有滋补之功，而无滋腻碍胃之弊；红花活血祛瘀，通经止痛；当归身重主养血润燥，当归尾长于活血行瘀，今用全当归，功兼一身，佐阿胶以补血，助红花以逐瘀，使恶血去，新血生。冬瓜子味甘性寒而滑润，泻肺、胃之热毒，导二肠之积垢。全方补而兼通，使经脉充盛，瘀热尽除，则崩漏自止。

应用参考：

原方用治老妇血崩，方中红花用至八钱（24克），其注曰：少妇红花减半。

本方祛瘀之用，目的全在止血，故凡无的证说明确有瘀积者，不可轻用。治疗崩漏辨瘀至关重要，不可因瘀血通套而辨，戴原礼论之甚详，今录之以为借鉴："血大至日崩，或清，或浊，或纯下瘀血，势不可止。有崩甚腹痛，人多疑恶血未尽，又见血色瘀黑，愈信恶血之说，不敢止截，大凡血之为患，欲出未出之际，停在腹中即成瘀血，以瘀为恶，又焉知瘀之不为虚冷乎？瘀而腹痛，血行则痛止；崩而腹痛，血住则痛止。"此诚经验之谈。

治疗崩漏，一般来说，暴崩宜止；久崩宜通，这是因为崩漏一症，虚证多于实证，初起大多因冲任虚损，而实证较少，但出血经久不止，必有瘀血滞于胞宫，此时瘀积不去，血必不能止，故久崩宜通；而暴崩无论其虚、其实，首当升提固摄，以治其标，否则大下不止，气随血脱，病势必转危笃，故暴崩宜止。

本方适用于崩漏经久不愈，或由漏转崩，皆是离经之血，蓄积胞宫而成血瘀者。有如下三种情况亦可用，供参考。

堕胎或小产之后（妊娠三月以前，胎未成形，谓之堕胎；四个月以后已成形者，谓之小产），淋漓不止，时或骤然下血甚多，此时不可补涩，当祛瘀以止血，可用本方。

产后恶血未净，停留于胞宫，而见下腹胀痛、拒按，崩漏交互，甚则心腹疼痛、眩冒噁心等症见。或恶露经久不断，行而不畅，可用本方。

以上两种情况，如兼有热象，加败酱草；下腹痛甚，加益母草。

年近断经之际，月经常久久不至，每行经则不可止，淋漓不净，或忽多忽少，而固涩无效者，可用本方。

凡用本方治疗出血之症，瘀血去后，血亦当止，若不止，可再用升提固涩之方。血止后用益气健脾之剂善其后。

36. 桃仁散（《证治准绳》）

功效：活血逐瘀。

主治：女子瘀血阻滞，血闭不通，五心烦闷等症。

方药：

桃仁　红花　当归　牛膝　各等分

为细末，每服 9 克，空腹酒调温服。

方药解：

方中红花性温辛散，活血通经，去瘀止痛；桃仁甘苦性平，破血祛瘀，润燥滑肠，桃、红相须为用专事破血行瘀。当归辛散而润，补血和血，兼行血中气滞；牛膝破血通经，化瘀消癥，引血下行。全方四味，药简而力专，乃通经活血之法。

应用参考：

闭经一症，虚证多于实证，凡虚证或虚实夹杂之证，单用本方皆不适合，但经血欲行之时，配合本散因势利导，则与治疗正相吻合。

本方较之桃红四物，少熟地、白芍之补益，而以下行之牛膝代升提之川芎，二方之别可知。

37. 当归散（《证治准绳》）

功效：活血通络。

主治：脉络不通之闭经。

方药：

当归 15 克　穿山甲 15 克（灰炒）　蒲黄 15 克
朱砂 3 克（另研）　麝香少许

上药为细末，研匀，每服 6 克，食前热酒调下。

方药解：

方中当归养血和血；蒲黄行血消瘀，二物配伍补中有散，充和血脉。穿山甲咸寒，其性善窜，通行十二经、十五络，用以破血通经。朱砂体阳性阴，为心经血分药，质重镇心安神，性凉除烦解毒，方中用以护心，防恶血所伤。麝香辛温香窜，通诸窍，开经络，内透骨髓，外彻皮毛，方中少少用之，引诸药入络脉而直达病所。全方专通脉络之闭，凡月经不行而因于经脉阻滞者，可以本方攻之。

47

应用参考：

本方之用，与桃仁散又不相同，桃仁散专于引血下行，故以之治疗经闭，多用在经水欲通不通之时，用以因势利导而逐瘀积；本方重主通络开闭，故用以治疗经闭之因于经脉不通者，是针对病本，故其用不拘于时，至欲行经之时，亦应加入牛膝，或径改用桃仁散更为恰当。可见二方虽皆为祛瘀通经之方，大同之中，亦有小异。桃仁散与当归散俱是散剂，应用方便，可配合汤剂投用。

本方通络是其所长，故善于止痛、消癥、解麻木不仁，由于有麝香为引，所治之病位亦不局限于少腹、胞宫，又因有朱砂护心安神，所以，对瘀滞闭经，兼及以上诸症者，用本方更相吻合。

以"当归散"名方者颇多，适应范围皆不同。妇科应用最多者，莫过《金匮》当归散（当归、川芎、芍药、黄芩、白术），是仲景为清热安胎而设，妊娠、产后常用，该方与本方虽然同名，而其药、用却截然相反，用者当识，不可混淆。

38. 血府逐瘀汤（《医林改错》）

功效：活血祛瘀，行气止痛。

主治：瘀血凝滞之痛经，闭经，癥瘕积聚等症。

方药：

当归 9 克　红花 9 克　桃仁 9 克　赤芍 9 克　柴胡 6 克　川芎 4.5 克　地黄 9 克　桔梗 4.5 克　牛膝 9 克　枳壳 6 克　炙甘草 3 克

水煎服。

方药解：

本方由桃红四物汤加味而成。方中桃仁、红花破血行瘀。方用四物意在通调血脉，而以滋养阴血为辅，故用赤芍而不用白芍，配合川芎、当归行气中血滞，血中气滞，取生地而不用熟地者，以其凉血滋阴，用制诸行气破瘀之品，勿使耗伤阴血。方用柴胡疏理肝气，用桔梗、枳壳宽膈行气，使气行复常，以助血行。以牛膝祛瘀通脉，引血下行，因势利导。用甘草调和诸药。全方以活血祛瘀为主，助以理气解郁，辅以养血和血，顾及全面而组方有致。

应用参考：

本方为活血化瘀常用方剂之一，应用范围广泛，内科用治胸膈瘀滞为最多，此正王清任设本方之用意。

妇科用本方化瘀调经，治在胞脉而不在胸膈，故常去桔梗之升提，而加解郁之香附。例如用于瘀滞之经闭，可再加鸡血藤，而倍当归之量，以增养血润枯之功；加官桂以助温通之效。乳胀者加橘核；腰痛者加仙灵脾；兼肿者加泽兰、木通；瘀滞而蕴热者加丹皮、地骨皮。凡后期、经少诸症，皆比于此。

本方止痛效果显著，故痛经因于瘀滞亦常采用，于经前、经期投用收效更佳，可去桔梗、枳壳，而加香附、乌药。兼寒者加吴萸，去生地；经血块多者加益母草，增当归之量。

本方用治癥瘕积聚，以有形之癥积更为适合，经血多者（子宫肌瘤居多），经前、经期不用本方，经后施用，可去桔梗、甘草，而加海藻、昆布、生牡蛎、土贝母。但对于月经周期不定，经常淋漓者则不用本方，应轻剂缓图。

39. 牛膝散（《证治准绳》）

功效：活血化瘀。

主治：经水不利，脐腹作痛，或小腹引腰，气攻胸膈。

方药：

牛膝9克　桂心3克　赤芍9克　桃仁9克　当归9克　延胡索6克　丹皮9克　木香6克

水煎服。

原方作散剂，每服3克，空腹温酒调下。

方药解：

牛膝破血通经，引血下行，补益肝肾，强壮腰膝。破血以川牛膝佳；益肾用怀牛膝良。破血当生用；益肾当熟用。本方以牛膝用为主药，破血下行，故宜用川牛膝生用。配伍桂心温阳活血，赤芍、桃仁化瘀散结，当归养血和血，延胡索行血中气滞，丹皮清热化瘀，木香宣肺气、和脾气、疏肝气，行气以助血运。全方活血化瘀，善于下行，凡瘀血阻滞之月经后期、量少、闭经、痛经及瘀血上攻之诸痛，用本方咸宜。

应用参考：

由于本方活血化瘀，以引血下行见长，故最常用于瘀血内阻之痛经与月经量少，症见小腹作痛，痛处不移，按之不减，经前尤甚，经色紫黑，夹有血块，经畅或块下则腹痛稍缓，舌边、尖常见紫斑、瘀点，脉多沉迟，痛经与月经量少并见，用本方更宜，宜用于经期。

其痛甚者，可与失笑散（生蒲黄、五灵脂）合方施用。

具寒凝之象，可增桂心量，加吴萸而去丹皮。

方中桂心，为桂皮之一个品种，盖近根之最厚者为肉桂，居中之次厚者为桂心，因其用去里外皮，取其中心，故称桂心。桂心已去外层苦燥之性，独取内层甘润之味，入心、心包经，为补阳活血之良品，尤适用于妇科。

《准绳》还收载一"牛膝散"，用治妊娠五六月胎堕，或胞衣不出、腹中胀急。方用牛膝、当归、川芎、朴硝、蒲黄、桂心、生姜、生地。与本方功效类似，而破瘀化腐之力更强，二方适应证不尽相同。

40. 延胡索汤（《沈氏尊生书》）

功效：化瘀行气。

主治：妇人七情六郁，心腹作痛，或连胁腰，或引背膂，上下刺痛，甚致抽挛，经候不调，以及一切血气作痛。

方药：

延胡索15克　当归15克　赤芍15克　蒲黄15克官桂15克　黄连（姜汁炒）15克　木香9克　乳香9克　没药9克　炙甘草6克

上药研末，每服12克，加生姜三片，清水煎，食前服。如吐逆加制半夏9克，橘红9克同煎。

方药解：

本方以延胡索活血利气，行血中气滞、气中血滞；当归养血和血，为血中气药；赤芍泻肝散瘀；蒲黄为厥阴血分药，行血而善止痛，止血而不留瘀，生用性滑，炒用性涩；乳香、没药通行十二经，散气结，通滞血。

气行则血行，治血先治气，故用木香疏利三焦之气。官桂温通经脉，补阳活血；生姜辛温散寒，解郁调中，以助气血通畅。气滞血瘀皆易从热化，故用黄连泻热燥湿，以姜汁炒制，使其寒而不凝，苦降而辛开。炙甘草调和诸药。全方行气化瘀，凡血气作痛皆可酌用本方。

应用参考：

本方一名延胡索散。古方以延胡索名方者有多种，本方即《妇人良方》之延胡索散加味而来，较之原方（延胡索、桂心、当归），应用范围更广，功效更强，以经行腹痛用之最多，证见经前、经期小腹刺痛或胀痛，痛甚于胀，压之不减，经行不畅，经色紫黑，夹有血块，块去痛减。可于经前、经期作汤剂，或作散剂经期备用。

如脾胃素虚，纳呆、呕恶，可再以等量莪术、三棱，代乳香、没药，以其气味芳烈，患者常拒纳之故。

若其痛，得热痛减，则可不用黄连。

41. 通神丸（西苑医院妇科方）

功效：活血通经。

主治：瘀血阻滞之痛经重症。

方药：

乳香120克　没药120克　琥珀24克　延胡索30克　五灵脂120克　百草霜45克　巴豆霜30克　炙甘草24克　木瓜60克

上药共研为末，冷开水泛丸，丸如川椒大，早晚各服五丸，重者倍之。

方药解：

本方以乳香、没药活血调气，散瘀止痛；琥珀宁心利水，行血分之瘀；廷胡索行血中气滞，尤善止痛；五灵脂通利血脉，散瘀止痛。上五味皆化瘀之品，相辅相济以定止痛之功。百草霜即柴草烟灰，消积止血，以缓上五味之偏。巴豆辛热大毒，通闭破积，除脏腑沉寒痼冷，去油用霜，以缓其刚烈之性。木瓜酸温，舒筋活络，缓急止痛。方以甘草解巴豆之毒，和诸药之峻，助木瓜舒解挛急之痛。全方专主破瘀通滞，冀血脉通而不痛。

应用参考：

本丸攻积破滞之力峻烈，非一般化瘀方所能比拟，故用量应严格掌握，每次服1克，至多2克即可，不宜过量，且不宜久服，久服必耗伤血气，易生它变，体虚者用之更应谨慎。

经行腹痛之病因多种多样，然无论寒凝、气滞、血瘀、湿热、血虚，皆因经血不畅导致痛经，故使经血通畅是治疗痛经的肯綮所在。凡实证，都可以用本方治其标，本方止痛效果好，制丸备用方便，故可视为痛经止痛之专方成药，在辩证论治的基础上，经期可以用本方解燃眉之急。

42. 琥珀散 （《普济本事方》）

功效：活血祛瘀。

主治：月经滞涩，脐腹疼痛，产后恶露不畅，血上冲心，迷闷不省等症。

方药：

三棱 30 克　莪术 30 克　赤芍 30 克　刘寄奴 30 克

丹皮 30 克　熟地 30 克　官桂 30 克　当归 30 克　延胡索 30 克　乌药 30 克

以上前五味，用黑豆一升（约 800 克），生姜 24 克，米醋四升，同煮，豆烂为度，焙干后，入后五味同为末，每服 6 克，温酒调，空腹时服。

方药解：

本方乃通气活血之法，三棱、莪术行气破血，赤芍行血中之滞，丹皮清血中伏火，刘寄奴破血通经，延胡索利气化瘀，乌药顺气降逆，引诸活血行气之品以走下焦。方中以熟地、当归滋阴补血，使血液充盈，以官桂温通经脉，化气而行瘀。全方通多补少，专入血分，行滞逐瘀，尤适用于实证，若体虚者应酌情酌量而用，勿犯虚虚之戒。

应用参考：

如作汤剂，方中诸药皆减为 6 克。

本方破瘀之力较强，对于瘀血阻滞之月经不调、痛经、闭经、癥积、产后恶露不尽等，皆有良效。尤以止痛方面效果为最，因瘀滞而经行腹痛者，可作散剂，以备痛时服用。

若患者正气尚充，可作汤剂，于经期或出血之际，因势利导，以逐血瘀，则收效更捷。由于本方多破血耗气之品，不宜久服，中病即止。

与延胡索散比较，二方之功用与适应证，皆近似，俱可视为妇科专备之方。但本方祛瘀之力更强，配伍更为严谨，功更专于胞宫，且延胡索散中之乳、没，胶黏嗅烈之品，终究有碍于胃气，故临床首选琥珀散者多。

本方为治疗瘀阻痛经的代表方剂之一。

原方后载本方亦可去乌药、延胡索，加菊花、蒲黄。云本散剂，用治产后血上冲心之昏闷不省、气绝欲死之症，救人不少。

43. **益红膏(西苑医院妇科方)**

功效：祛瘀止痛，活血通红。

主治：瘀血阻滞之痛经，月经量少、后期，及产后恶露不净，儿枕痛疼等症。

方药：

益母草15克　红花9克　生蒲黄9克　川芎9克
牛膝9克

上药浓煎，去滓，加赤砂糖30克，搅和成膏，每日早晚空腹时服6克，开水调服。

方药解：

方中益母草祛瘀血，生新血；红花破血逐瘀；生蒲黄活血化瘀；川芎行气血之滞；牛膝补益肝肾，引血下行：赤砂糖缓中散瘀，和血止痛。全方六味皆入血分，功专于行滞化瘀。

应用参考：

本方与益母草膏功效相似，其活血祛瘀之力以本方为优；而滋养阴血之功以益母草膏为优。二方可据此而区别应用。

本方治疗瘀阻痛经效果较好，血虚者可与四物汤合方施用。

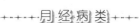

44. 旋覆花汤（《金匮要略》）

功效：行气化瘀。

主治：气滞而致的经闭、月经淋漓、腹痛拒按等症。

方药：

旋覆花9克　青葱4寸（后下）　新绛少许

方药解：

本方以旋覆花降逆下气，行血脉之瘀；以青葱宣通经络气滞；新绛即丝绦之新染者，凡丝绦皆能理血，新绛为红花所染，入血分而活血，全方用以宣通气血。

新绛今已不用，可以红花3克代之。

应用参考：

《金匮》云："肝着，其人常欲蹈其胸上，先未苦时，但欲饮热，旋覆花汤主之。"肝着即肝脏气血郁滞，着而不行之证。后世用之，常加活血散瘀之品，以壮其效，因本方药简力单之故。妇科用本方，适于气滞而致瘀阻之诸症，故无论经多、经少，皆以作胀、作痛为必据之症。常伍失笑散等化瘀方合用。

45. 红蓝花酒（《金匮要略》）

功效：活血散瘀。

主治：妇人腹中血气刺痛，因风寒袭入。

方药：

红蓝花6克

药一味，以酒适量，合水共煎至减半，去滓，温服一半，未止再服。

方药解：

红蓝花即红花，苦辛甘温，入肝经血分，活血通经，化瘀止痛，酒亦能行血，红花得酒，药力更胜，瘀滞能通则刺痛自止，病因外邪，而其治不用祛风之药，此正是治风先治血，血行风自灭之意。

应用参考：

经期、产后胞脉空虚之时，易为外邪袭入，而致瘀阻作痛，用本方正合机宜。凡女子腹中血气刺痛，皆可用。

本方简便易服，易于存放，可介绍患者权宜用之，经行不畅者、产后恶血不尽者亦皆可用之。

简单用法，以红花泡酒，隔水稍煮即可。

益　经

益经方以补气、养血、滋阴药物为主体，多配伍和血调气之品，具备补益机体之虚，充盈月经之源的功效，用治证属冲任虚损或虚劳血枯的月经病。因气血不足而致的不孕、乳少、腹痛，或产后虚损诸症亦多采用。

本节载方12首，附方6首。以下诸方未收入本节，其应用可参阅该条。

192. 十全大补汤

159. 益母草膏

176. 内补当归建中汤

96. 毓麟珠

94. 左归丸
232. 一贯煎

46. **四物汤（《和剂局方》）**

功效：养血和血。

主治：统治经产一切血病，如血虚发热，月经不调，腰腹作痛，崩中漏下，胎前腹痛下血，产后瘀血淋沥等症。

方药：

地黄 12 克　白芍 9 克　当归 9 克　川芎 6 克

水煎服。

方药解：

此方四味组成，故名四物，乃妇科常用方剂之基也。当归辛苦甘温，入心、肝、脾三经；川芎辛温升浮，入肝、胆、心包三经，归、芎为血中之气药；芍药苦酸微寒，入肝脾血分，赤者散、泻，白者补、敛；地黄甘苦而寒，滋阴泻火，入心、心包、肝、肾诸经，生用则凉，熟用则温。芎、归为阳主升；地、芍为阴主降，有通有补，有升有降，全方配伍颇有法度。

应用参考：

本方是由《金匮要略》胶艾汤化脱而来，即胶艾汤去阿胶、艾叶、甘草，而自宋以降，补血、活血、调血之方，大多又宗四物而成。因此，张秉成谓其"调理一切血证"、"一切补血诸方，当从此四物而化"，实不为过誉，后世之八珍、十全大补、桃红四物、芩连四物、补阳还五、生化等方，皆是取四物之意而用之。

本方单独施用者少，多以之为补血、调血之基础方剂。选用四物药味，应有的放矢。举例如下，补血重用熟地、归身、白芍；活血重用归尾、赤芍、川芎；止血取地黄、白芍，而弃当归、川芎；凉血选用生地、赤芍，而慎用当归、川芎。

此外，纳呆者用四物应配理气和胃之品，如木香、砂仁、橘皮等，以行地黄之滞；便溏者用本方，则可去当归之润滑，而伍健脾益气之药，如白术、茯苓、莲肉等，使气血相得益彰。

川芎一般不宜多用，多用反耗伤阴血。

总之，因证制宜用意在于助其功，而制其弊。四物汤用药虽仅四味，但由于它是补血、理血的基础方剂，所以运用本方灵活与否，却反映着妇科用药的基本功如何。

47. 当归补血汤（《卫生宝鉴》）

功效：补气生血。

主治：劳倦内伤，气血俱虚，身热烦渴，脉大而虚，及妇人经期、产后血虚发热、头痛、或经枯、乳少诸症。

方药：

炙黄芪 30 克　当归 9 克

水煎服。

方药解：

本方重用黄芪补气升阳，温补脾、肺，以资生血之源，配伍当归养血和血，是补气生血之法。盖有形之血，生于无形之气，故黄芪反数倍于当归，而名之补血。

应用参考：

本方药仅二味，方简而功专，故本方用之最广，常与它方合用，以独任补益气血之功。

本方于妇科，经产诸病均多用，举例如下。

《卫生宝鉴》用本方治疗妇人经行、产后感冒发热，加葱白、豆豉、生姜、大枣。扶正祛邪，实为稳妥，照顾了经、产之后，血脉空虚的特点，又无闭门留寇之虞。

附：48. 当归补血汤（《傅青主女科》）

49. 当归黄芪汤（《济阴纲目》）

50. 当归二黄汤（《济阴纲目》）

《傅青主女科》载当归补血汤，治年老血崩，属于房帏不慎者，即是本方加三七根、桑叶。在原方气血双补的基础上，用三七补虚止血；桑叶滋肾敛阴。

《济阴纲目》载当归黄芪汤，治产后失血过多，腰痛、身热、自汗，即是本方再加白芍。载当归二黄汤，即本方加麻黄根，用治产后自汗、盗汗，胃气虚弱，服别药则呕吐不能入者。载用本方加葱白一味，以治产后无乳。

可见以本方化裁的方剂，用在妇科临床的很多，但所应谨慎的是，凡出血之证，或大便溏泄者，当归不可多用，更应遵原方之比例。凡阴虚生热者不用本方。

本方较之卫生汤，方义相同，而本方功力更专，运用更广。

51. 圣愈汤（《医宗金鉴》）

功效：益气补血。

主治：气血两虚之月经不调，经闭，崩漏等症。

方药：

熟地 12 克　白芍 9 克　当归 12 克　川芎 3 克　人参 6 克　炙黄芪 12 克

水煎服。

方药解：

本方气血双补，由四物汤加参、芪而成。方中以熟地、白芍养血滋阴；以当归、川芎补血活血，行血中之气；以人参、黄芪大补元气，以气统血。

应用参考：

圣愈汤本李东垣所制，然与《金鉴》方稍有差异。东垣用本方治一切失血过多，或气血俱虚，烦渴、燥热、睡卧不宁，或疮疡脓血太多，五心烦渴，体倦少食等症。其症见烦、热、渴，故较本方多生地一味，而用治疮疡虚证不宜酸敛，故又少芍药一味。

《金鉴》用本方调经，先期、后期皆有应用，此即异病同治之法，之所以同治，是因证候相同，均需气血双补立法，故以血少、浅淡为的证，先期是气不能摄血；后期乃无血可行。由此观之，气虚失于统摄之权而致先期、乃至崩漏不断；血虚致使经水无源之后期，乃至经闭不行，用本方皆无不可，如果再参以病的特点，以血多、血少为根据，调整方中四物汤的药物组成，则效果必然更佳，此即辨证与辨病相参之用，某些古方剂之演化，多从此理而来，有些本是通用之方（如四君、

61

四物、左归、右归），然稍经化裁，即可有专病之用，辨证与辨病的相参，实际上反映了中医辨证论治的原则性与灵活性。

本方用治血色淡、质稀之崩漏等出血症，可重用地、芍，而减或去归、芎；用治经少、经闭，又可重用归、芎，而减地、芍之量。以此类比，则气血两虚之证皆可以本方加减。

本方较之八珍汤，补益之力更专，然临床应用还需加理气行滞之品，以防参、芪、地有碍于消化。

附：52. 六神汤（《证治准绳》）

本方即圣愈汤去人参，加地骨皮。其功效除益气补血之外，尚可退气虚、阴虚之热。主治营卫不足，阴虚内热，怠惰困倦，经行发热，体虚经闭等症。

本方与地骨皮饮皆为四物汤加味以治虚热的方剂，然地骨皮饮以丹皮、地骨皮凉血益阴，功专于退阴虚劳热；本方以黄芪、地骨皮，气阴两顾，兼除气虚之热。

本方常用于气血素弱，经后则劳热者，或加白薇、黑豆，兼自汗者加浮小麦。

气血两亏之经闭，常有劳热骨蒸之症见者；用本方亦适宜，久久服之，使血脉得滋，经水自行。

53. 滋血汤（《证治准绳》）

功效：益气养血。

主治：妇人心肺虚损，血脉虚弱，月水过期不行，或崩漏、带下等症。

方药：

人参 3 克　黄芪 12 克　熟地 12 克　当归 9 克　白
芍 9 克　川芎 3 克　山药 12 克　茯苓 12 克

水煎服。

方药解：

本方为圣愈汤加山药、茯苓而成，乃气血双补之
方，方以圣愈汤补益气血，加山药以健脾益肾，加茯苓
以补益心脾，使肺、脾、心三脏之气充盛，则血有所
主，气血调和，月经自能复常。

应用参考：

本方为八珍汤之变方，如脾肺元气不足，血脉虚损
者，用之最宜。其补气之力，又强于圣愈、八珍。

本方气血双补之剂，又偏重补气，即所谓治血先治
气，故方名滋血。妇科应用参考八珍汤条。

54. 八珍汤（《证治准绳》）

功效：益气养血。

主治：气血不足之月经不调，症见面色㿠白或萎
黄、食欲不振、倦怠乏力、气短心悸、头晕眼花、经少
色淡、经后腹痛等。

方药：

人参 6 克　白术 9 克　茯苓 12 克　甘草 6 克　熟
地 12 克　白芍 9 克　当归 12 克　川芎 6 克

加姜、枣，水煎服。

方药解：

本方由四君子汤与四物汤合方而成。方中人参大补
元气，白术益气健脾，茯苓健脾利湿，甘草益气和中，
地黄、白芍养阴滋阴，川芎当归补血活血。全方益气养

血，参、草益气，茯、术以和之，使补而不壅；地、芍养血，归、芎以行之，使滋而不腻。以枣、姜为引者，鼓舞脾胃生化之气，后天化源充沛，则气血自不匮乏。

应用参考：

本方可统治一切气血两虚之病症，以平补、调补为特点，不壅、不腻，可以常服、久服，临床各科皆为常用。方中人参多以党参或太子参三至四倍量代之。

本方用治气血两虚之月经不调最多，凡经少或后期者，可径用原方，或加益母草，名八珍益母汤，即使月经已闭，亦当以此加鸡血藤、丹参辈缓图，切忌气血未复，再行强攻。若遇经多或先期者，应去行气活血之川芎、当归，或减其用量，血虚甚则代之以龙眼肉、阿胶。月经先后不定期之症虚多实少，应归咎肝肾或气血，证属气血两虚者，宜用本方加香附而去川芎，补气血，调肝脾以恢复经行之常。

经后小腹即痛，喜按者，可用本方加桂枝、生姜；兼寒则加官桂、吴萸、生姜。

胎元不固每有因气血不足以养胎而致者，故本方亦为常用，用时当归、川芎可去。保胎常用方，如泰山盘石饮、十圣散等。均为本方所化。

妇女诸病调治后，或产后未复，皆可用本方以善其后。

55. 人参养荣汤 (《和剂局方》)

功效：补益气血，养心和脾。

主治：气血两虚，精神不振，气短心悸，少寐健忘，体倦肌瘦，面色不华，及经产诸虚。

方药：

人参 6 克　黄芪 12 克　桂心 3 克　白术 9 克　茯苓 12 克　甘草 6 克　当归 12 克　白芍 9 克　熟地 12 克　五味子 6 克　远志 6 克　橘皮 6 克　生姜 6 克　大枣 4 枚

水煎服。

原方为粗末，每服 12 克，加枣、姜，水煎服。

方药解：

本方以十全大补汤温补气血为基础，而用意偏重于温养营血。无形之气可以迅补，召之即至，而有形之血难以遽生，必生于无形之气，故以参、芪、术、茯、草先补其气，然不求其血脉之主而养之，营血生聚亦无所依附，心主心脉，今以人参、桂心、茯苓补养心气，辅以远志安神定志，五味子、白芍酸收津液以养心阴，心之气阴皆盛，则血脉健行，使地黄、当归所增之肝血，黄芪、四君入脾所化之营气，皆缘脉运而荣养周身，故名之养荣。方中用橘皮、姜、枣者，入脾而鼓舞营气生化，兼行阴药之滞。本方有收敛营血奉心之意，故四物中弃川芎之香窜而不用。

应用参考：

本方益气补血，而以奉养心脏是其所长，故诸病由心气、心血不足而起者，用之最为恰当。由于本方集四君、四物、黄芪建中三方之义，故方中虽以甘酸合化为阴主其方，而酸收有辛温之品通之；甘缓有渗、运之品行之，因此久服亦并无壅、腻碍胃之弊端。

本方较之八珍汤、十全大补汤，更偏重于补血养心；较之四物又兼补脾气，使营血化生有继，故更胜一筹。女子属阴，以血为本，经血之源在于心脾，故经产诸虚多见血枯之证，本方皆可主之，而最常用者，莫过血枯之经闭。用本方可先投汤剂，无不适则为丸常服，血自渐复而经血之源有继，必应时而下。

56. 卫生汤（《兰室秘藏》）

功效： 益气养血。

主治： 气血不足，月经不调，经闭等症。

方药：

当归12克　白芍9克　炙黄芪15克　甘草6克

水煎服。

方药解：

本方为调和营卫，气血双补之法。方中以黄芪益气升阳，温养脾胃；甘草甘味守中，益气补脾，芪、草相合益气而健中，使后天水谷之气旺盛。再配伍养血和血之当归；敛阴补肝之白芍，使气血回复，营卫和谐，则经脉自调。

应用参考：

本方气血双补，可贵者有升阳补中之功，后天脾胃健，则气血化生自能旺盛，且用当归、白芍两味补血药，一行一收，调和血脉，故本方用于气血不足之月经先后不定期比较合适。可随月经量之多少，调节当归之用量。月经量少、后期、闭经因于血枯者，用之亦当。

57. 调肝汤（《傅青主女科》）

功效： 调补肝肾。

主治：经来色淡、量少，经后小腹作痛，腰膝酸软，属肝血肾阴不足者。

方药：

当归9克　白芍9克　阿胶12克　山萸肉6克　巴戟天6克　山药12克　甘草6克

水煎服。阿胶烊化。

方药解：

方中当归、白芍、阿胶养血补肝；山萸肉温补肝肾；巴戟天温补肾阳；山药健脾益肾；甘草合山萸、芍药，酸甘化阴，助山药以健化源。全方重主滋养肝肾之阴。

应用参考：

痛经虚证，多见隐痛而发作于经后，皆因经脉空虚，胞脉失养而致。本方调补阴血正合机宜。此方为纯虚而痛者设，兼夹实邪，可随证加味。应用本方加香附6克，补中有行更妙。

本方平和可以常服，唯纳呆者，必加木香、麦芽之属。经后以此方调补最佳，不必拘于腹痛。

58. 劫劳散（《证治准绳》）

功效：益气补阴，固肺理痨。

主治：气血劳损，肺肾俱虚，潮热盗汗，形肉消瘦，喘嗽痰血，血枯经闭。

方药：

人参6克　黄芪12克　白芍9克　当归12克　熟地12克　阿胶12克　五味子6克　茯苓12克　制半夏6克　甘草6克

水煎服。阿胶烊化。

原方作散剂，每服 9 克，加生姜、大枣煎汤温服，日三次。

方药解：

方中以人参、黄芪补脾、肺之气；以熟地、阿胶滋肺、肾之阴；以当归、白芍润燥生血；以茯苓健脾宁心，伍半夏和胃化痰；五味子五味具备，配参、芪敛肺生津，配阿胶、熟地补肺滋肾，兼制半夏之燥；甘草调和诸药。全方气阴双补，培土以生金，壮水以养肺，为治理痨损专用之方。

应用参考：

《医宗金鉴》用本方治疗"经闭久嗽成劳"是承袭了自《妇人良方》以后，多种妇科专著的用法，但其注云："经闭久嗽，又见骨蒸潮热，盗汗，自汗，饮食减少之证，则为之血风劳，宜劫劳散。"虽述症吻合，然血风劳之病名与传统说法稍有出入。按《妇人良方》，"妇人血风劳症，因气血素虚，或产后劳伤，外邪所乘，或内有宿冷，以致腹中疼痛，四肢酸倦，发热自汗，月水不调，面黄肌瘦，当调补肝脾气血为主。"血风劳因虚损夹风夹冷，而症见腹中疼痛，故多用黄芪建中汤等甘温之剂。本方适于纯属虚劳久灼之血枯经闭。

本方证与干血劳证亦小有差别，干血劳证是因虚火久蒸，干血内结，新血难生，故见肌肤甲错，面目黯黑等瘀滞之象，故仲景以大黄䗪虫丸"缓中补虚"，瘀去则应继之以养血和血之剂。

此三类病症皆多见于现代所谓结核病。子宫内膜结

68

核之闭经，临床比较多见，尤其是室女经闭。根据家族病史及症状，辨识并不困难。

59. 五补丸（《和剂局方》）

功效：补诸虚，安五脏。

主治：五脏俱虚，精神萎靡，困顿乏力，腰酸腿软等羸弱之症。

方药：

熟地 15 克　人参 6 克　牛膝 9 克　茯苓 12 克　地骨皮 9 克

水煎服。

原方上药各等分，研细末，炼蜜和丸，每服 9 克，空腹时温酒送下。

方药解：

方以熟地填精养血，滋补肝肾；人参大补元气，入脾肺，荣血脉，安精神，生津液；茯苓健脾运，益心气，除水湿之积；牛膝补肝肾，壮筋骨，通瘀血之闭；地骨皮滋肝肾之阴，退骨蒸之热。方用五药安五脏，气阴双补，而内寓通调之法，颇具四君、四物补中兼行，动静协和之长。

应用参考：

本方为补虚通用之方，诸虚羸不足皆可用之，如用以补虚强身，则为丸常服较好，若胃纳素呆者，可于方中加砂仁 3 克，以行熟地之滋腻。

本方在妇科常用于血枯经闭患者，《济阴纲目》载："凡胞脉闭，先服降心火之剂，后服此丸及卫生汤，以治脾养血也。"卫生汤即归、芍、芪、草四味而成，气血双补之剂，与本方合用正为资生月经之源，盖五脏正经气血充盈，有余者灌注奇经，冲、任二脉方可通盛，而后经水方能应时而下，此是不通经而经自通之妙法，若滥加攻破，则经脉愈虚而经愈枯矣，即使血或有行，而必无后继应时而来者。

60. 泽兰汤 (《妇人大全良方》)

功效：养血通经。

主治：血虚经闭，月经后期，月经量少等症。

方药：

泽兰 12 克　当归 12 克　白芍 9 克　甘草 6 克

水煎服。

方药解：

方中泽兰活血破瘀，兼能行水，但其性并不峻烈，故多视为妇科调经要药，以之通经消癥；配伍养血润燥之当归，补肝敛阴之白芍，益气和中之甘草，在养血和血的基础上，建活血下行之功，故最宜用于血虚经少、经闭，后期诸症。

应用参考：

血虚而经少或经闭之症，不可贸然强攻，须知血枯经闭本是虚证，攻之更伤阴血，血愈虚则经行更无望。此等症治本之途在于养血增液，适当时候，如经前，或有行经先兆，可配合引血下行之品，如泽兰、牛膝等。本方补而不滞，行而不峻，养血以通经，用之最宜，平时、经前皆可用。然闭经之症，常常是日久所积之患，治疗也很难取桴鼓之效，因此在临床上，于辨证准确的基础上，应知"守方"，虚则补之，最忌急于求功。

如血虚较甚，可于本方加地黄 12 克、川芎 6 克、丹参 12 克、鸡血藤 12 克，更佳。

经行腹痛，可加香附 6 克、元胡末 3 克（冲服）。

附：61. 泽兰汤（《证治准绳》）

《金鉴》载本方名"泽兰叶汤"，治室女经闭，其人虚弱不任攻下，用本方，兼服柏子仁丸（柏子仁、熟地、泽兰叶、牛膝、卷柏、续断），汤丸并进，久久其血自行。

《准绳》另载一泽兰汤，以泽兰叶伍滑石、生麻油，用治胞衣不出。其方滑润通窍，与本方功用自不相同。

泽兰为行血诸药中性较缓和之品，故产后用之亦佳，以之配伍当归、川芎、童便，其排除恶露、恢复胞宫之功效，更胜于益母草。

62. 柏子仁丸（《妇人大全良方》）

功效：养血通经。

主治：血虚经闭，月经量少，月经后期等症。

方药：

柏子仁 12 克　　卷柏 9 克　　泽兰 12 克　　熟地 12 克
牛膝 9 克　续断 12 克

上药为末，炼蜜和丸，每服 9 克，温开水或米汤下。

方药解：

方中柏子仁辛甘性平，入心、肝、肾三经，补心养血，滋益肝肾，安神益智，本方用以为主药润心而生津；火位之下，水气承之，故以熟地滋填肾水上济于心；卷柏生用破血、熟用止血，合泽兰、续断、牛膝共用，通血脉而兼益肝肾，牛膝尤善引血下行。全方为滋阴养血，活血通经之法而制。

应用参考：

本方为室女经闭成痨而设，其论曰："夫人之生，以气血为本，人之病未有不先伤气血者，若室女、童男积想在心，思虑过度，多致劳损，男子则神色消散，女子则月水先闭，盖忧愁思虑则伤心而血逆竭……自能改易心志，用药扶持，庶可保生，切不可用青蒿、虻虫等凉血行血，宜用柏子仁丸、泽兰汤益阴血、制虚火。"

上论确为治疗经闭虚证经验之谈，古医案中多有因求功急切而滥用破血通经以致不救的目睹记案。当引以为戒。

本方之证，以丸药缓图较为适宜，如作汤剂可合四物汤应用，丹参、鸡血藤等养血活血之品皆可加入。如经血不行非因血枯，而属实证者，用本方则事倍功半。

附：63. 柏子仁丸（《济阴纲目》）

《济阴纲目》于"血崩门"中载一柏子仁汤，治妇人忧思过度，劳伤心经，不能藏血，遂致崩中下血不止。其方药组成（柏子仁、香附、川芎、鹿茸、茯神、当归、川断、阿胶、远志、甘草）与本方截然不同，虽皆养心血之剂，而一以通经，一以止血，功用相反，不可混淆。

《摄　经》

摄经方以补气、补肾、收涩、止血之品为主体，常配伍清热凉血，或温经养血药物，具备益气统血、固阴止血、固摄滑脱等功效，用治证属冲任失摄、气虚滑脱的崩中漏下。有些摄经方亦可用于产后虚脱，或兼有固胎、涩肠、敛汗等功效。

本节载方9首，附方1首。以下诸方未收入本节，其应用可参阅该条。

74. 四君子汤

226. 补中益气汤

88. 六味地黄汤

89. 清带汤

90. 四乌鲗骨一藘茹丸

233. 三甲煎

64. 芎归胶艾汤（《金匮要略》）

功效：补血止血，固摄冲任。

主治：劳伤气血，冲任虚损，月经过多，崩漏不止，以及妊娠下血，胞阻腹痛，半产漏血不绝等症。

方药：

阿胶12克　艾叶3克　炙甘草6克　地黄12克白芍9克　当归9克　川芎6克

水煎服。阿胶烊化。

方药解：

本方组成即四物汤合胶、艾、草，阿胶甘平而补肝肾，养血止血，滋阴润燥；艾叶苦辛纯阳，入三阴，理气血，温经止血，胶艾为伍，阴阳相得，以艾叶之苦辛运阿胶之腻滞；以阿胶之阴柔润艾叶之温燥，共建止血之功，互制伤血之弊。四物养血和血，炙草甘温和中，荣血之源以复脉运，使血得以归经而不致妄行。全方药物多滋养肝肾之品，补肝肾者，意在固冲任也，冲任既固，自无崩漏之患矣。故本方实寓固摄于温补之中。

应用参考：

本方亦名胶艾汤，为安胎、止崩漏之常用方剂。任主胞胎，冲为血海，故胎动不安、崩中漏下皆由于各种病因损伤冲任二脉所致。而本方正是温补、固摄冲任之要方，故适用于冲任虚寒之胎动、崩漏等症，若因热、因瘀，阴血不能内守，离经妄行者，则非所宜，《金匮要略》中注云："一方加干姜一两"即可印证这一点。

对于胎动不安、崩中漏下一类病，医者往往在选用性偏温热的药物上缩手缩脚，其实大可不必，关键在于准确的辨证，证属虚寒，温补之剂正相吻合，无需多虑。而运用本方所当谨慎者，却是应在归、芎二味。当归、川芎为血中气药，走而不守，当归滑润，川芎香窜，皆与胎动、崩漏之症不相宜，之所以伍用者，是以其醒阿胶、地黄、白芍、甘草之胶腻、酸收、甘缓，恐其太过而有碍于气血生化，因此本方用归、芎，不可肆意而用，应当慎重。若病势动剧，可不用归、芎，而以白术、苏梗等理脾、安胎之品代之。

65. 固本止崩汤（《傅青主女科》）

功效：气血双补，固本止崩。

主治：突然血崩，甚则不省人事，或见头晕、气短、汗出等症。

方药：

人参 6 克　黄芪 12 克　熟地 30 克　白术 9 克　当归 9 克　黑姜 3 克

水煎服。

方药解：

本方以人参、黄芪大补元气，升阳固本；白术益气健脾，脾健则可统血归脉；再用熟地、当归补血和血。用黑姜温经止血，引血归经。全方治出血之症而用补益之法，补益之中又偏重补气，药专而力峻。

应用参考：

本方补气为主，因无形之气可以迅速收聚，故适用于出血垂危之险症，有挽既倒狂澜之功。出血不减者，可不用当归。原方白术用至 30 克，今突出参、芪之用，更适于血崩、血晕急症。本方固脱之力不及独参汤，而长于温经止血。

66. 黄土汤（《金匮要略》）

功效：温阳止血。

主治：先便后血，名曰远血，以及妇女阳虚不能固阴之崩漏。

方药：

炙甘草 9 克　干地黄 9 克　白术 9 克　制附子 9 克　阿胶 9 克　黄芩 9 克　灶心土 24 克

水煎服。灶心土宜先煎，或煎汤代水。阿胶烊化。

方药解：

方中灶心土（一名伏龙肝）温脾和胃，温涩摄血，善治一切虚寒出血之证，合白术、附子健脾助阳，脾气得健，统血之职自能复常，配伍阿胶、地黄养血止血，以阴和阳，更兼黄芩之苦寒，共制方中诸辛温之品燥伤之弊。以炙甘草益气和中，调和诸药。全方重在温脾阳以固摄虚寒滑脱之诸出血症。

应用参考：

本方是仲景为中气虚寒，脾不统血之便血而设，实则临床应用范围颇广，不仅用于便血，凡出血疾患，证属虚寒者皆用，且能收到很好的效果。在妇科，本方是治疗崩漏的常用方剂之一。崩漏之症，虚多而实少，但医者大多重视阴虚有热，却常常忽略气虚、阳虚，观之临床，气虚、阳虚之崩漏并不少见，因此如四君子汤、补中益气汤、黄土汤等，皆为治疗崩漏所常用。

本方适用于脾肾阳虚为主要证候的崩中、漏下，如面色㿠白、神倦懒言、面浮肢肿、畏寒肢冷、腰背冷痛、饮食不振、大便不实、舌质淡胖、舌苔白滑、脉沉弱等症状，皆属本证候之常见症。本方用于崩漏，可将黄芩炒黑，更加鹿角胶 12 克、艾炭 6 克。

如气虚证亦显著者，可再加太子参 12 克、升麻炭6 克；止血方剂往往壅滞、滋腻，患者若脾胃呆滞，可加苏梗 6 克、莲房炭 12 克。

若见出血不止，忽昏仆不知人，目合口开、汗出肢冷，此是气随血脱之证，当急煎独参汤，或参附汤回阳救逆，待其病势缓和，再继进本方。血止之后，当以理中汤辈善其后。

67. 归脾汤（《济生方》）

功效：益气补血，健脾养心。

主治：思虑过度，劳伤心脾，而见面色无华、倦怠乏力、心烦少寐、惊悸健忘、月经失调、崩中漏下，及一切气不摄血，离经妄行之症。

方药：

人参6克　白术9克　茯苓12克　甘草6克　黄芪12克　当归9克　枣仁12克　远志6克　木香6克　龙眼肉9克

加姜、枣，水煎服。

方药解：

本方由四君子汤、当归补血汤合方，再加龙眼、枣仁、远志、木香而成。方中参、芪、术、草，益气健脾；茯苓、远志宁心安神；枣仁、龙眼、当归补血以滋心、肝之阴；木香醒脾理气，以行滋填之滞。方名归脾，是使血气重振，归脾统摄之意，实则心、肝、脾三经并补，以心主血脉、肝藏血、脾统血，三脏功能恢复，则血自归经而诸恙自愈。

应用参考：

凡出血之疾，虚证多于实证，而出血虚证的治疗，必以心、肝、脾三经为补益之着眼点，根据证情，各有侧重。本方侧重于脾与心，故最适于思虑劳伤，心脾两虚之出血症。

本方是妇科常用方剂之一，尤多用于月经先期、量多、崩中漏下，此类病症属心脾两虚证候者，最为多见。用本方健脾养心，益气统血，血自归经而出血自止。然方中当归活血之品，虽有补血之功，与病症却不吻合，故多减去不用，可加阿胶、莲肉，以增其健脾、养血、止血之功。若崩漏不止，症情较重，可暂去木香，而加赤石脂、升麻等品固涩、升提，以塞流为先。

用于经期应做汤剂，平时用，或善后巩固疗效用，作丸剂，可以常服。

附：68. 加味归脾汤（薛立斋方）

薛立斋用本方治经多之症，脾经郁火者，用加味归脾汤（加柴胡、山栀）；肝脾郁火者，归脾、逍遥兼服；肝肾亏损者，归脾、六味（地黄汤）兼服。临症可参。

69. 独参汤（《景岳全书》）

功效：补气固脱。

主治：元气虚脱，面色苍白，神情淡漠，肢冷厥逆，汗出脉虚，或血崩不止、产后血脱等症。

方药：

人参（选上等者）15 克或 30 克

清水浓煎，顿服。或随煎随服。

方药解：

本方以人参一味，重剂浓煎，单刀直入，以其大补元气，固本救脱，回垂危之势。

应用参考：

本方为急救之方，挽回性命于瞬息之间，非它物所可代，凡元气虚脱者，不问缘由，有邪无邪，急煎急用，待元气渐回，方可随证加减。

妇科用本方，多用在血崩或产后，气随血脱，症情

78

危急之时。因失血而致气脱者，同时加童便半杯更佳，童便必用健壮男婴之溲，清澈如水者，此用法于产后血晕最为适合。

70. 参附汤（《世医得效方》）

功效：补气回阳。

主治：产后血崩，肢冷大汗，脉象虚微，证属亡阳。

方药：

人参9克　熟附子9克　二味浓煎温服

方药解：

本方以人参大补元气，熟附子补火回阳，参附同用，有相得益彰之妙，在此千钧一发之际，可以挽既倒之狂澜。

应用参考：

本方为补气固脱、回阳救逆之急救方剂。凡患者出现手足厥冷，汗出不止，呼吸微弱，脉微欲绝之危象，不分何种病症所由，皆应急投本方。

用本方要注意两点，一是剂量要重，一般人参可以用至15～30克，危急险症还可增加用量；二是给药要快，出现以上元气大伤、阳气暴脱之危象后，应将药物尽量切碎，大火急煎、急投，或随煎随服，待病势稍缓，再浓煎施用，不可贻误时机。

本方较之附子理中汤，功专而力雄，为势急者而设，二方可配合应用，凡阳气衰微者，可先以参附汤急救，病势平稳后，可继服附子理中汤，以冀其中州脾胃先健，启后天化生之源。

参附汤在妇科，对于大失血之后，气随血脱的险症，是常用之救急方。

71. 生脉散（《景岳全书》）

功效：益气养阴。

主治：热伤元气，体倦、气短、口渴、多汗等症，或气阴两虚之崩中漏下，产后血崩，心慌神躁等症。

方药：

人参9克　麦冬9克　五味子9克

水煎，不拘时温服。

方药解：

方中人参大补元气，生津养血；麦冬滋阴增液，清热润燥；五味子滋肾养阴，收敛精气，三味相合，收复气阴，故汗、渴、烦、倦诸症可除。

应用参考：

妇科用本方较多者，一在出血之后；一在出血之时。产后或大失血之后，气阴大虚，而见汗出不止、心慌神躁，可重用人参，急煎本方以救其脱，其用法与独参汤、参附汤相同，而所适应之证候，却有很大区别，临症当详辨。

独参汤益气固脱，症见面色苍白、肢冷、汗多、脉微细欲绝或浮大无根等气脱之象。

参附汤回阳、益气、固脱，除元气大伤而外，又见阳气暴脱之象，如手足厥逆、呼吸微弱等症。

生脉散益气、敛阴、固脱，与上二方证比较，不见阳虚寒厥，反见阴津不能内守之象，如心慌、烦躁、汗出不止、口干思饮等症。本方之敛汗、定喘、宁心效果显著。

　　妇科出血疾患，如月经量多、月经先期、中期出血、崩漏等症，证属气虚、阴虚或气阴并虚者皆多见，故应用本方的机会很多，但单用原方者少，其加味亦不过据其证情，在益气、养阴、固摄三个方面发挥。若血出之势不重者，人参可以用太子参或党参代之，其用量应在 20 克以上。

　　《千金方》亦载有本方，名参麦散。

72. 加味固阴煎（《女科证治约旨》）

　　功效：滋阴降火，固崩止带。

　　主治：黑带、崩漏等症，由阴虚火旺，冲任损伤而致者。

　　方药：

　　生地 15 克　白芍 9 克　阿胶 12 克　生龙骨 15 克生牡蛎 15 克　茯神 12 克　山药 12 克　秋石 3 克　知母 9 克　黄柏 9 克

　　水煎服。

　　方药解：

　　方中以生地、白芍滋养阴血；以生龙骨、生牡蛎潜镇浮阳，固涩滑脱；知母滋肾退热，黄柏清热燥湿，知柏共用泻无根之相火；茯神补益心气，山药健脾益气，以复气统血脉之职；阿胶伍芍、地以养血，伍龙牡以止血；方中秋石，一名秋冰，为童便与石膏制品，性平味咸，补肾水，润三焦，降虚火，清血热。全方养阴血、潜浮阳、退虚火、清血热、益气统血、固摄冲任，面面俱到，皆为阴虚火旺，冲任损伤之崩、带而设。

应用参考：

方中秋石今已很少用，可用地骨皮 9 克入煎、青黛 3 克分冲，以代之。地骨皮养阴退热，青黛为大青叶与石膏制品，咸寒入肝，清热解毒，地骨皮、青黛二物皆有凉血之功，与本方义正相吻合。

黑带即带下如黑豆汁者，临床较少见，傅青主认为黑带为火毒盛极而似水之象，故设利火汤泻火护阴，以治胃火太旺，命门、三焦、膀胱之火合而熬煎，而见带下炭色。本方与利火汤比较，本方更优于滋阴止血，固摄冲任，故用于崩漏之症效果亦佳。利火汤清热利湿之力略胜本方，且兼通利血脉之功，故用于湿热带下，以利火汤效果更好。

阴虚火旺之崩漏，临床比较多见，若血出多者，可酌加凉血止血之品，如大小蓟、生地榆、炒槐花等，常能收更佳疗效。若阴虚症状较为明显，可加女贞子、旱莲草。本方可视为水亏火亢之崩漏的代表性用方。

73. 清热固经汤（《简明中医妇科学》）

功效：养阴清热，凉血止血。

主治：阴虚血热之月经先期、量多，月经中期出血，崩漏等症。

方药：

龟板 15 克　　生牡蛎 15 克　　阿胶 12 克　　生地 15 克　地骨皮 9 克　　黑山栀 9 克　　生甘草 6 克　　黄芩 6 克　　生藕节 15 克　　地榆 12 克　　陈棕炭 9 克

水煎服。

方药解：

方以生地、阿胶补血止血，配伍龟板、生牡蛎滋阴潜阳；配伍地骨皮养阴退热。方中黄芩、山栀清化湿热，使血脉不为邪热所扰；生藕节、地榆凉血止血，血海宁静自不沸溢；更加陈棕炭涩可止血，苦可泄热；生甘草调和诸药，益气清热。全方兼备滋阴养血，潜阳退热，凉血止血之功，血脉得安则冲任必固。

应用参考：

原方下加减，如血热而气虚者，加沙参、黄芪；口渴者，加麦冬、花粉。

本方实为固经丸化裁而来，原方为龟板、白芍、黄柏、黄芩、制香附、椿根皮组成，二方药物、功用皆类近，比较起来，本方凉血止血之力更强，临床效果也更好。

经云：阴虚阳搏谓之崩。张洁古谓：阳气内动，真阴虚，不能镇守包络相火，故血走而崩。此论虽不能赅崩漏病机之全貌，然观之临床，崩漏之症，证属阴虚火亢者确实比较多见。故近贤张山雷强调，"血之所以妄行，全是龙雷相火疏泄无度"，认为"必以介类潜阳，收摄横逆龙相之火，如生龙齿、生牡蛎、生玳瑁之属。"本方可视为此法之代表方剂，临床应用效果较好，且运用较多。本方证与气虚不能摄血之证包罗了临床崩漏病之绝大部。

月经先期者用药，应注重于经前的治疗；中期出血实则属赤带或赤白带下之范围，其治疗自经后即应重视。

本方在止血方面可谓面面俱到，用胶、用介、用炭；育阴、凉血、涩敛，每味皆有深义，仔细玩味，不无收益。

带 下 病 类

《概 说》

　　带下本女子成熟即津津常润，不属病态，但若带之色、质、量、嗅发生异常变化，或兼见它症，即应积极治疗。

　　带下之病，虽古人以五色分证，名目众多，方治颇繁，然其所下之物，无非湿、血、精，兼挟寒、热，而变化诸色。肾精失摄之带下，古人谓之"白淫"，其治与男子失精同法，法当益肾固摄。带中夹血者，即色兼赤白；带与血混同一色者，名赤带，其治应与崩漏诸候相参。湿邪下注，寒湿者带色白；湿热者带色黄，其治寒湿当温化；湿热当清化；不偏寒热者，或健运，或淡渗，或宣阳，总以化湿为法。带见青、黑之色殊为少见，即使偶见，亦属险候，青带属肝经湿毒，黑带属火极似水，治用苦寒清泄，或可建功。

　　据以上治带之大要，本编以健运胜湿、温阳化湿、清利湿热、泻火止带、固精敛带五法类归诸带下病用方。

❀ 健运胜湿 ❀

健运胜湿为法之治带方，以益气、升阳、健脾、化湿等药物为主体，常配一二味辛散疏风之品，取风能胜湿之意。本类方以祛湿止带为治疗目的，适用于湿聚为患之白带。

本节载方4首，附方1首。下二方未收入本节，可参阅该条。

226. 补中益气汤

212. 胃苓汤

74. 四君子汤（《和剂局方》）

功效：益气补中，健脾养胃。

主治：气虚脾弱而致的面浮肢肿，气短乏力，纳少便溏，月经先期，量多色淡，白带稀多等症。

方药：

人参6克　白术9克　茯苓12克　炙甘草6克

水煎服。

原方上药各等分，为粗末，每服6克，水一碗，煎至七分，不拘时服。

方药解：

方中人参大补元气，宁神益智，健脾生津，故以之为主药；白术燥湿实脾，健食消谷，和中益气，参、术同用补脾胃气虚之力尤强。茯苓甘平淡渗，助人参以宁心安志，助白术以健脾祛湿；方用炙甘草甘缓和中，益气守津。全方补中有行，挟后天脾胃之气，使化源充盈

85

则虚羸之体自能趋于康复，故本方虽为补益之剂，却无壅滞之弊，凡益气诸方，均从本方而扩。

应用参考：

本方为平补、调补之剂，故方中人参常以太子参或党参代之，便于久服，用量可增至人参的三倍或四倍。

如胃纳呆滞，加橘皮 6 克、制半夏 9 克，以增和胃化痰之力，名六君子汤。若再加木香 6 克、砂仁 3 克，即为香砂六君子汤，其健脾行气之力更强于六君。

本方在妇科除用以补虚扶正之外，多用治气虚经多或带下诸症。盖气为血帅，血由气摄，脾虚则营气化生不足，统摄失常，则会见出血之症，故《难经》曰：脾"主裹血"。因此治疗月经先期、量多、崩漏等症，根据具体情况常将四君合入其它方剂中，独当益气摄血之任，古代妇科专著中常常采用。以四君子汤为主者，常加配升阳之升麻、柴胡，固涩之赤石脂等品。是故本方虽药味平平，但其统血之功，不可轻视。脾虚生湿，气失摄纳，亦可见寒湿带下之症，以本方化裁颇为对路，《济阴纲目》载用六君子汤益气健脾燥中宫之痰，即属此例。

75. 参苓白术散（《和剂局方》）

功效：益气健脾，和胃渗湿。

主治：气虚脾弱，中运不健而致的脘闷纳少，面浮肢肿，少气乏力，大便溏薄，及白带稀多等。

方药：

人参 3 克　白术 9 克　茯苓 12 克　甘草 3 克　山药 12 克　莲肉 12 克　扁豆 9 克　苡仁 12 克　砂仁 3

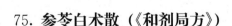

克 桔梗 6 克 （一方多陈皮 6 克）

水煎服。

原方做散剂，每服 6 克，枣汤调下。

方药解：

本方由四君子汤加味而成，方中山药健脾养胃，气阴双补，助人参益气生津之力；莲肉补脾养心，固摄精气，助参、茯以宁心安神；扁豆甘温清香，专入脾胃，和中以化湿，助白术燥湿健运之功；苡仁上清肺热，下理脾湿，甘淡渗利，助茯苓以泄水湿；砂仁、陈皮醒脾和胃，行气宽中，以增四君运化功能；桔梗载药上行，借肺之肃降以养全身。全方合用使脾胃之气得健，水湿悉除，则诸症自解。

应用参考：

本方较之四君子汤，和胃、利湿之功更强，然补气之力不如四君子汤药简功专。其应用，如见胃气上逆者，可去桔梗；如胃脘饱胀，不思饮食者，可减山药、莲肉用量，或更加木香 6 克；孕妇用本方，应去苡仁，湿重增苓、术用量。

对于病后久虚，脾胃失调患者，可常服，用党参以代人参，用丸剂更佳。

妇科用本方治疗脾虚生湿，湿从下注之带下，最为适合，带下以色白、清稀、无臭、量多为特点。此外，凡脾胃气虚而致的经多色淡、妊娠恶阻、妊娠水肿等症，皆可以本方为基础，进行加减应用。

附：76. 资生丸（《先醒斋医学广笔记》）

缪仲淳所制资生丸，治妊娠三月，脾虚呕吐，或胎滑不固，即以参苓白术散加味而来（原方加芡实、神曲、麦芽、白蔻仁、山楂肉、黄连、藿香），其方消、补并重，调和五脏，滋养荣卫，故有养胎之效。用于湿重带多，效亦佳。

77. 完带汤（《傅青主女科》）

功效：益气健脾，升阳除湿。

主治：带下色白，绵绵不断，无臭质稀，其人倦怠乏力，四肢不温，纳少，便溏，甚则浮肿，证属脾虚湿盛。

方药：

白术9克　人参6克　山药12克　白芍9克　苍术6克　甘草6克　柴胡6克　橘皮6克　黑芥穗6克车前子9克

水煎服。

方药解：

本方以健脾益气，升阳除湿为主，兼及补肺、疏肝。补肺、疏肝目的在于佐金制木，肝木不旺，则脾气得升。方中以白术、人参、山药、甘草益气健脾，伍橘皮以行山药、甘草之滞；苍术苦温燥湿，车前淡渗利水，湿邪去则脾不为所困；白芍养血柔肝，柴胡疏理肝气，芥穗炒黑入肝经血分，升阳理气，使肝脾调和，脾阳得升，则湿邪自化，而无白带之患矣。

应用参考：

中医将妇科病分为经、带、胎、产四部分，可见对带下是很重视的。发育成熟的妇女，阴道皆有分泌物排出，在每个月经周期中，亦有稍多、渐少的变化，若其带下量不多，色、臭无异常，身无所苦者，是属正常的生理现象，正如王孟英所说："带下乃女子生而即有，津律常润，本非病也。"若带下量多，或色、臭异常，甚则伴有其它症状出现，则属病态。颜色是带下病辨证的重要依据之一，因此习惯上以色来定带下病的病名。古代文献虽各色带均有所载，但临床上只白带、黄带、赤白带三种带下病最多见，此外又有白崩之症，虽不多见，但危害甚大。

完带汤是傅青主为治疗白带而设，他认为"白带乃湿盛而火衰，肝郁而气弱则脾土受伤，湿土之气下陷，是以脾精不守，不能化荣血以为经水，反而变成白滑之物由阴门直下，欲自禁而不可得也，治法宜大补脾胃之气，稍佐以疏肝之品，使风木不闭塞于地中，则地气自升腾于天上，脾气健而湿气消，自无白带之患矣。"

本方为近世治疗白带最常应用的方剂，适合于脾虚湿盛之白带，临床用本方多不做药物加减，但在剂量上却有着很大的灵活性。原方重用白术、山药至30克，而升阳调肝之柴胡、荆芥、陈皮仅用几分，孰不知白术、山药虽健脾益气之品，若用量过重反使胃壅气滞而致纳少、运呆，故在用量上勿需与醒脾运湿之苍术、陈皮相差太多，一般用至12克左右即可；而对于脾虚湿盛之证，升阳调肝之品亦不必如此谨慎，用至6克左右并无妨害，否则柴、荆等品，性本清轻，于大队参、术、药、芍之中，以数分之微量如何能发挥效用。

若气虚之证不显著者，可用党参代人参；白带过多、质稀，可酌加芡实、白果敛之，待其量减，复用原方；患者不思饮食，可加白豆蔻、炒芽麦。

白带若属肾虚精关不约者，用本方并不恰当，恐难收显效。

78. 升阳除湿防风汤（《脾胃论》）

功效：健脾升阳，除湿化滞。

主治：飧泄，肠风便血，滞下，或大便闭塞，或里急后重，或利下白脓等症。

方药：

防风 6 克　苍术 12 克　白术 9 克　茯苓 9 克　白芍 9 克

先以苍术切片，清水一碗半，煎至一碗，再纳诸药，煎至八分，去滓，食前温服。

方药解：

方中防风辛温升散，气香可舒脾，疏风以胜湿，实为理脾引经之要药，伍柔润之白芍，升阳和脾而不以汗损阳。苍术补脾燥湿，升发胃中阳气，解诸郁，为本方之主药，故量重而先煎；白术、茯苓健脾化湿，以助苍术之功。脾阳得升，胃自和降，脾胃无湿困之滞，诸症必解。

应用参考：

本方为内科所常用，以其健脾升阳而止泻，运中祛湿以导滞。妇女产后正气虚损，每易感寒湿之邪，滞留肠间而见大便不调、腹急滞下之症。此时不可苦寒通利，否则重伤脾阳，湿邪则更不易去，若用本方升阳除湿最为适合。即使大便闭塞不通，湿滞之象显著者，亦应遵东垣之法：权宜以苦多甘少之剂，通其便，复用本方助脾升阳。或径用本方暂加泻下之品。

本方与理中汤比较,理中汤重在益气健脾,本方重在升阳除湿,若见脾虚湿盛之飧泄,则二方可合用。

本方适用于寒湿为患之大便不调,若见湿热痢疾,其湿重于热者,亦可配伍苦寒之品应用,若热重于湿者,则当以清热、祛湿、调气之剂应之,非升阳除湿所宜。

本方升脾阳,化湿滞,用于寒湿之带下最为适宜,临症可增调气之品,如橘皮、木香辈,其效更佳。方中诸药无不与寒湿白带之病机相吻合,唯白芍用量宜轻,以其性微寒,其味兼酸之故。由此观之,张锡纯谓:"带下似滞下。"其说颇具深义,证属湿热者亦然。

❀ 温阳化湿 ❀

温阳化湿为法之治带方,以温阳化气药物为主体,多配伍温补脾肾、益气化湿之品,故常常辛温走散与苦燥、淡渗同用,适用于寒湿为患之白带。本类方多具温脾止泻之功并不局限于治疗带下。

本节载方 3 首。下二方未收入本节,其应用可参考该条。

221. 肾气丸

130. 甘姜苓术汤

79. **附子理中丸**(《和剂局方》)

功效:温中祛寒,益气健脾。

主治:脾胃虚寒,不能运化水谷,呕吐、泄泻,心腹疼痛，肢冷微汗，手足逆冷，心下逆冷、满闷，腹中雷鸣，饮食不进，以及月经不调，血色清稀而淡，一切沉寒痼冷，并皆治之。

方药：

人参 30 克　制附子 30 克　炮姜 30 克　炙甘草 30 克　白术（土炒）60 克

上药为末，炼蜜为丸，每 30 克作 10 丸，每服一丸，以水一杯，化开煎至七分，食前服。

方药解：

此方乃温中理脾之法，中寒则阳气不振，脾失健运，故用附子补命门之火，以驱逐风、寒、湿邪；人参补中益气、健脾生津，白术运脾燥湿、益气和中，参术相须，扶脾土、健中气之功尤著；炮姜温中散寒，助附子以补火；炙草调和诸药，甘守中焦。全方使阳气振作，中运得健，则气血自旺，寒湿自除矣。

附注：

本方作汤剂，各味药量可减为五分之一。若用人参不便，或气虚不甚者，可以四倍党参以代之。

应用参考：

本方即《伤寒论》理中汤加附子一味。由于本方温脾益气，为振复后天之要方，所以不独内科常用，妇科亦为常备之方，凡由中焦虚寒，化源不足引起的妇科疾患，皆可以本方加减应用。举几例如下。

产后或大失血后，气随血脱，见阳气衰微之象，此时应以回阳建中为先，可用本方做汤剂，方中人参、附子用量宜重，姜用干姜，使阳气回复，中气已建，再顾阴血。若病势危急，可先用参附汤以固脱回阳，而后继用本方。

脾气虚弱，统血失常而致的各种出血症，如月经先期、月经量多、崩漏、中期出血等，可用本方做汤剂，温脾止血。但方中附子，大辛大热，走而不守，用之当慎，阳虚不甚者，可选艾叶、鹿角霜等温阳止血之品代之。此时姜宜用炭，引血归经。

闭经日久，月经后期、量少，因于化源匮乏者，可用本方，待见气色转佳，即可仍做丸剂缓图。

虚寒带下，稀薄无秽气者，亦可用本方重用白术，但本方用治白带，意在温运而不在利湿，故湿邪重者需加茯苓、车前等品。

理中汤一名人参汤，方中人参（或党参）是本方之骨，不可代以它药。若非确属脾胃虚寒之证，则本方不可用。

93

80. 桂香丸（《证治准绳》）

功效：温阳调气，健脾祛湿。

主治：脏腑虚弱，为风寒湿所搏，冷滑注下不禁。

方药：

桂心 15 克　　木香 15 克　　炮姜 15 克　　丁香 6 克　炮附子 30 克　　肉豆蔻 30 克　　茯苓 30 克

上药共研细末，水煮面糊为丸，丸如梧桐子大，每服 6 克，空腹时米汤送下。

方药解：

方中桂心温经和脉，炮姜温中回阳，炮附子补命火，散寒湿，三味大辛大热之品共用，暖下元之不足，除沉寒痼冷，使阳生阴消，去恶生新，补命门之火以暖脾土。配伍丁香以暖胃温肾、肉豆蔻以温中涩肠。茯苓健脾益气、淡渗水湿，合木香疏利三焦而善理脾胃之气。全方之旨，使阳气得复、寒湿并除、脾阳可升，故凡寒积湿聚，火不生土诸证，皆可酌用本方。

应用参考：

本方不仅善止脏寒之洞泄，且又善缓脘腹之寒痛。

本方与四神丸、附子理中丸，三方同主寒泄，而功用各有所专。较之理中，本方重在调气而暖下元；理中重在健脾而温中焦。较之四神，本方重在散寒祛湿；四神重在温阳益肾，选用三方时，当识此同中之异。

寒湿阻滞之痛经，痛时常兼呕吐清水者，用本方亦佳。不泄者可去肉豆蔻，以生姜代炮姜。

本方多大辛大热之品，恐其动血伤胎，故不可用于胎前。产后阴血大虚者，用之当慎，寒湿洞泄一止，即当更方补益气血以复正气。

本方温脾肾而胜寒湿，且兼温摄下元之功，故对于脾寒湿盛或肾寒失摄之带下，皆有良效，惟湿邪较盛者，可去肉豆蔻而加泽泻，炮姜可改作干姜（丸剂）或生姜（汤剂）。带下不因阳虚、寒邪者，则非本方所宜。

本方若作汤剂，可依原剂五分之一常用量即可。

81. 桂附汤（《证治准绳》）

功效：温补肾阳。

主治：肾阳亏损，固摄失权之白带，其症见白带腥秽，多悲不乐，大寒。

方药：

肉桂3克　制附子9克　黄柏1.5克　知母1.5克
水煎服。

方药解：

方中肉桂辛甘大热，气厚纯阳，入肝肾血分，补命
门相火之不足，益阳消阴，守而不走；附子辛甘大热，
其性浮多沉少，其用走而不守，通行十二经，无所不
至，引补气药以复散失之元阳，引补血药以滋不足之真
阴；黄柏苦寒微辛，沉阴降下，泻膀胱之相火，治下焦
之湿热；知母辛苦寒滑，泻火补阴，止渴除烦。本方以
桂、附相须为用，壮阳补火为主，少佐知、柏以寒、润
制其燥烈伤阴之偏，使全方热而不燥，在用药法度上
面，循"壮火食气"、"少火生气"之意。

应用参考：

辨识带下，首当问其颜色，其色白者当温。本方证
见带白而腥秽，虽属寒而又与带白、清稀无嗅者有别，
白带腥秽，是肾气虚寒、精关不固之象，故治当温补肾
阳，阴精得肾阳温化，自能内守于肾而不外泄，则带下
自减。尤为重要者，临床治带，不惟视带之色、嗅，还
应参考其它症状，辨识其属何种证候，因证立法，据法
遣方。若辨证不细，以本方证，见带下色白，即认作寒
湿为患，而频投渗利之剂，势必精损愈甚，不惟带下不
能敛，其预后亦可以想见矣。

本病证属肾气虚寒，用桂、附正合病机，其用知、
柏之意，一者知、柏可泻无根之相火，以制桂、附辛热
燥烈之性，恐其再耗阴液；再者，知柏相伍，养阴滋
肾，以敛失约之阴精。故本方用药在剂量上，必须以

95

桂、附为主，知、柏仅小量反佐而已，以保证全方温阳之功效。

用本方若再加温涩之桑螵蛸、益智仁则更妙。待其带下已见收敛之后，可以继服金匮肾气丸以巩固疗效。

❋ 清利湿热 ❋

清利湿热为法之治带方，以清热、化湿、淡渗药物为主体，常亦配伍凉血、止血之品，是故不但适用于湿热黄带、青带，即赤白带证属湿热下注者，亦可酌用本类方。此外，对于湿热郁蒸之阴痒、阴肿、血淋、热淋等症亦有较好的疗效。有些方剂有时亦用治崩漏。

本节载方 3 首，附方 1 首。以下诸方未收入本节，其应用可参阅该条。

227. 龙胆泻肝汤

228. 三妙丸

229. 宣明导水丸

82. **易黄汤**（《傅青主女科》）

功效：健脾祛湿，清热敛带。

主治：带下色黄，甚者宛如浓茶汁，其气腥秽，乃脾经湿热，下注胞宫之证。

方药：

山药 12 克　芡实 12 克　黄柏 6 克　白果 12 克车前子 12 克

水煎服。

方药解：

带脉横束腰际，约束诸脉，带脉虚则脾经湿热注于下焦，而任脉病矣。方中以山药、芡实健脾固肾，收涩精气，并补带、任二脉之虚，再以白果温脾除湿，用黄柏清肾中之火，肾与任脉相通，清肾中之火，即解任脉之热，再以车前清热利湿，一方脾、肾、带、任并补，而湿热俱清，此立方之妙也。

应用参考：

脾虚湿盛之白带宜用完带汤治之，倘若失于调治，日久则湿邪蕴积而化热，带色必黄，此证湿与热相互恋结，化湿则有碍于清热；清热不利于化湿，故治当在健脾益肾的基础上，清利湿热，使脾肾之精得约，而湿热之邪亦去之有路，用易黄汤较为适宜，因其时脾病已及于肾矣。

本方与加减逍遥散比较，虽皆着眼于湿热，但加减逍遥散以疏肝理气，清化湿热着手，而本方以健脾固肾，清热利湿着手，因此二方之适应证显然不同。

临症用本方可做如下加减：

如口渴、神烦、便秘、尿赤、舌红、脉数等症显，是热盛于湿，可于原方加知母或黄芩。

如口干不思饮、纳呆、脘闷、腹胀、便溏、苔厚腻，是湿盛于热，可加苍术、生苡仁。

黄带量多者可加椿根皮、革薢。

用本方应注意三点：一者，虽热者当清之，但不可过寒，而重伤脾胃；二者，虽湿邪当燥之，但不可过温，恐助热以为患；三者，虽滑脱当固之，但不可过涩，而有闭门留寇之虞。心中有此三点，则虽加减变化千端，亦不会有偏执一端之失。

83. 加减逍遥散（《傅青主女科》）

功效：疏肝解郁，清利湿热。

主治：带下色青，称之青带，甚则绿如豆汁，稠黏不断，气味腥臭，其见症属肝经湿热者皆主之。

方药：

柴胡 6 克　茵陈 12 克　白芍 9 克　茯苓 12 克　黑山栀 9 克　橘皮 6 克　生甘草 6 克

水煎服。

方药解：

本方即逍遥散去当归、白术、煨姜之温，薄荷之辛凉走表，而加清解郁热之茵陈、山栀、橘皮而成。方中以柴胡疏解肝经之郁，再以茯苓清泄脾经之湿，黑山栀清三焦之热，白芍养肝平肝，橘皮理气化湿，生甘草清热和中，带本由湿而生，兼之肝郁化热，土木湿热相搏结，故带色见青绿也，因此以茵陈推陈致新，清利湿热，使郁热得除，湿热亦解，自无青带之患。

应用参考：

本方以逍遥散加减，知是疏理肝气之剂也。本方是傅青主为治疗青带而设。带下呈青绿色，于临床并不多见，即使偶见亦属癌肿恶疾，恐用本方仍是无济于事。然肝郁积热，脾虚聚湿，湿热为患之带下，却并不少见，以色黄或赤白相兼之带下居多，其嗅臭秽，其质黏稠，而兼见抑郁、烦躁、胁胀、口苦、咽干、小便短赤、舌苔黄腻等肝郁湿热之症，辨证并不困难，此种带下可以用本方为基础，随症加味。如面赤、头胀痛、目眩、口苦等肝旺之证显，可加龙胆草、黄芩；如胁胀、乳胀者，可加川楝子，痛者加郁金；湿热皆盛者，可合三妙，即苍术、黄柏、生苡仁；黄带量多者可加椿根皮、草薢；带下赤白可加贯众、鸡冠花。

84. 二黄三白汤（《妇科玉尺》）

功效：清热化湿，止血敛带。

主治：妇人湿热下注，赤白带下。

方药：

黄连 3 克　黄柏 6 克　白术 9 克　白芍 9 克　白石脂 15 克　侧柏叶 12 克　椿根皮 12 克　香附 6 克

水煎服。

方药解：

此方以黄连、黄柏、侧柏叶、椿根皮清热化湿，白术健脾燥湿，白芍补肝敛阴，白石脂酸涩固下，香附调气解郁。本方以清化湿热为主，兼顾肝肾，凡属妇女赤白带下之偏于湿热盛者，用之较宜。

附：85. 侧柏樗皮丸（《医学入门》）

《医学入门》之"侧柏樗皮丸"，与本方比较仅白芷与白石脂一味之差，侧柏樗皮丸用白芷者，取其芳香化湿以治带；本方选用白石脂者，取其收敛固涩以止带。本方若再加木香即为《证治准绳》之"平肝开郁止血汤"。此三方皆为治疗湿热下注之赤白带下而设，若其病延绵日久，滑脱不尽，则以本方最为适宜。

赤石脂与白石脂功用类近，故方中白石脂无，则以赤石脂代之。

赤白带下是比较常见的带下病，湿与热是本病最主要的致病因素。若其湿热兼见阴虚者，可用清带汤（山药、生龙骨、生牡蛎、茜草、乌贼骨）加味治之；若阴不虚，实热为患者，则用本方。

带下白多于赤者，是湿重于热，可用本方加生苡仁、茯苓；赤多于白者，为热重于湿，可加鸡冠花、贯众。

泻火止带

泻火止带方以苦寒直折之药物为主体，多配伍滋阴、凉血之品，适用于热伤奇经之赤带、赤白带，及火极似水之青带。本类方多可用于热扰血海之崩漏。由于本类方多具苦寒之品，不利于脾胃生化，非邪实者多不轻用。

本节载方2首。以下诸方未收入本节，其应用可参阅该条。

17. 清心莲子饮

19. 固经丸

201. 黄连解毒汤

202. 三补丸

86. 利火汤（《傅青主女科》）

功效：泻火护阴。

主治：胃火过旺，与命门三焦之相火合而煎熬，火盛则下汲肾水，大热之极而见带下色黑，甚则黑如墨汁，其气腥秽。

方药：

大黄 6 克　白术 9 克　茯苓 12 克　车前子 12 克
王不留行 6 克　黄连 3 克　栀子 9 克　知母 9 克　生石
膏 15 克　刘寄奴 3 克

水煎服。生石膏宜先煎。

方药解：

本方适用于火极似水之象，本方证仍火盛之极，伤
及肾水，故以泻火护阴立为治法。

方中石膏入肺胃，黄连入心、肝、胆、胃、大肠，
知母入肺、胃、肾，栀子入心、肝、肺、胃，大黄入
脾、胃、大肠、心包、肝诸经，上五味大寒之品合用共
泻上中下三焦之毒火。佐以白术、茯苓补土化湿，车前
利水，使水湿去，火毒之邪不能与有形之物相结。用刘
寄奴、王不留行通利血脉，有利于热邪疏泄，使火退水
进，阴液不为火邪所烁，即可成水火既济之势矣。

应用参考：

带如黑豆汁者，临床殊为少见。且色黑并非皆为火
极似水之象，故必须确有实热之证在，而后方可言为火
毒之象，傅氏对于黑带见症辨之甚细，非常谨慎，的确
可为辨识寒、热、真假的范例，今录于此，以为借鉴：
"其症必腹中疼痛，小便时如刀刺，阴门必发肿，面色
必发红，日久必黄瘦，饮食必兼人，口中必热渴，饮以
凉水少觉宽快。此胃火太旺，命门、膀胱、三焦之火合
而熬煎，所以熬干而变为炭色，断是火热之极之变，而
非少有寒气也。"其症若如上述者，即不见黑带，用本
方亦有何妨，可见处方皆从法立，绝无为一病订一方之

理，知此者才能举一反三，一方多用。

87. 清肝止淋汤（《傅青主女科》）

功效：养血清火。

主治：阴虚火旺，郁怒伤肝，心肝之火交并，挟湿热之邪下注于带脉，而见带下色赤，似血非血，淋漓不断。

方药：

白芍12克　当归9克　大生地15克　丹皮9克　阿胶12克　黄柏6克　牛膝9克　香附6克　红枣6枚　黑豆12克

水煎服。阿胶烊化。

方药解：

本方以补心肝阴血为主，稍加清火之味，并不注重利脾之湿，盖赤带之病，火重而湿轻，火之所以旺，缘于血之衰，补血以制火，火降自无赤带之患。方中以白芍、当归、生地、阿胶、红枣补心肝之阴血；以黄柏、丹皮清热凉血；以牛膝、香附活血行气，而散肝郁之热；黑豆入肾性涩而补奇经，用之助全方敛带之功。

应用参考：

带下见赤，皆因有血，其质稀者，带、血混同一色而为赤带；其质稠者，带、血难溶于一体而见赤白相兼，名赤白带。实则皆湿热之邪伤于冲、任二脉而然。湿热之邪，非益气统血之法所能取效，故傅青主于本方之后，告诫勿加人参、白术之品，以致累事，是很有道理的。

赤带较之赤白带，尤重于热，是故本方专一理血清热，血不离经则赤带自止。然方中当归、牛膝二味总嫌与本方清火止血之旨相悖，若以鸡冠花、侧柏叶代之更妥。若湿象、热象皆明显者，亦可不必拘泥"纯于治血"之说，可于方内加椿根皮、贯众、生苡仁等品，疗效更佳。

以西医诊断相参，赤带或赤白带多见于宫颈、阴道炎症，或月经中期出血（排卵期出血）。倘若绝经妇女，忽见赤白带或赤带，首先应当考虑癌肿的可能，未排除怀疑之前，不可执几张成方马虎敷衍，以致贻误诊治之机。

《固经敛带》

固精敛带方以益肾、涩摄药物为主体，亦常配伍固经止血之品，故本类方不仅用治肾虚滑脱之白带、白淫、白崩等症，也可用于冲任失摄之赤带或赤白带下。本类方仅适用于虚证，若寒湿或湿热等实邪为患之带下，则不宜采用。冲任失摄之崩漏，治同一法。

本节载方 5 首，附方 1 首。以下诸方未收入本节，其应用可参阅该条。

98. 苁蓉菟丝子丸

97. 右归丸

222. 缩泉丸

72. 加味固阴煎

73. 清热固经汤

88. 六味地黄丸 (《小儿药证直诀》)

功效：滋补肝肾。

主治：肝肾不足、头晕目眩，耳鸣耳聋，腰酸腿软，月经先期、带下淋漓等症。

方药：

地黄 15 克　山萸肉 9 克　山药 12 克　茯苓 12 克
丹皮 9 克　泽泻 9 克

上药为末，炼蜜为丸，每服 9 克，温水或淡盐汤送下。

方药解：

方中地、萸皆滋补肝肾之品，地黄滋阴补血；山萸肉涩精秘气；山药并补肺、脾、肾三经之气而固涩；茯苓补心气而渗脾湿；丹皮凉血化瘀而泄相火；泽泻利水而泄膀胱之热。本方六经备治，功专肝肾，寒燥不偏，补中有消，为常久服用之补益良方。

应用参考：

本方为金匮肾气丸减味而来，作汤名六味地黄汤，钱仲阳以小儿纯阳之体，脏气清灵，故弃肾气丸中桂、附不用，实则本方各科均为常用。原方用量酌症情而定，血虚阴衰则地黄为君；精滑头晕则山萸肉为君；小便不利则茯苓为君；小便淋漓则泽泻为君；心虚火盛及有瘀血则丹皮为君；脾胃虚弱，皮肤干涩则山药为君，其为君者用量八两（25 克），地黄只用一般量。

后世有多种加味地黄丸，如肺虚喘嗽，加麦冬、五味子，名麦味地黄丸；肝阳上亢，加枸杞子、菊花，名杞菊地黄丸；相火亢盛，加黄柏、知母，名知柏地黄丸，如此等等不一而足。

本方于妇科亦是常用，且应用很广，尤多用于肾虚而致的经多、带多之症，往往配伍秘精收涩或止血凉血之品，如带下淋漓，或赤白相兼，遇劳尤甚，头晕耳鸣，腰背酸楚，小便夜频，可加生龙牡、芡实等药，而去茯苓；又如月经量多或先期而具上证者，可加生龙牡、旱莲草、阿胶等药。

更年期诸症虽繁杂多变，其病本多在肾气虚、天癸竭，故常用本方为基础，随证加减应用。

89. 清带汤（《医学衷中参西录》）

功效：摄精敛带，调和血脉。

主治：脾肾两虚之赤白带下。

方药：

山药 15 克　生龙骨 15 克　生牡蛎 15 克　乌贼骨 12 克　茜草 6 克

水煎服。

方药解：

方用山药味甘补脾，液浓益肾以固摄精气；龙骨、牡蛎收敛元气，固涩滑脱，与山药配伍，相得益彰。乌贼骨即海螵蛸性味温咸，收敛燥湿，化瘀止血，茜草亦和血止血之品，二物相合，功善止血而兼化滞通脉。

张锡纯谓："愚拟此方，则又别有会心也，尝考《神农本草经》龙骨善开癥瘕，牡蛎善消瘰疬，是二药为收涩之品，而兼开通之力也。乌鲗骨、茜草，是二药为开通之品，而实具收敛之力也。四药汇集成方，其能开通者，兼能收涩；能收涩者，兼能开通，相助为理，

105

相得益彰。"张氏用龙、牡之法，凡单用固涩即煅用；兼取其开通者，皆不煅用。故本方龙、牡生用。

应用参考：

治滑脱带下，多投收敛固涩之法，张锡纯则认为：（带下）非仅滑脱也，若滞下（痢疾）然，滑脱之中，实兼有瘀滞。所以他制此方即固涩之中又寓开通之力。

原方下加减法，单赤带加白芍、苦参各 6 克；单白带加鹿角霜、白术各 9 克。又谓，赤白二带，赤者多热，白者多凉，而辨其凉热，又不可尽在赤白也，宜细询其自觉或凉或热，参以脉之或迟或数，有力无力，则凉热可辨矣。清带汤，证偏热者，加生杭芍、生地黄；热甚者，加苦参、黄柏，或兼用防腐之药，若金银花、旱三七、鸦胆子仁，皆可酌用；证偏凉者，加白术、鹿角胶；凉甚者，加干姜、桂、附、小茴香。其用法可参。

从制方者以上的阐述可知，名"清带"者是清除带下之义，并非泻火以治带下，故证属寒、热，皆可应用，随证略作增损即可。然方中乌贼骨、茜草二味，皆血分药，功在化瘀止血，调和血脉。带色兼赤实是兼出血之征，故原方用之最为适宜；若带下不兼赤者，可不用此二物而专固脾肾滑脱，芡实、金樱子皆可加入，或可再加茯苓以渗湿带。

本方固涩为主，兼益脾肾、和血脉而善于止血，故用治经多诸症，亦不失其为良方，尤适于漏下淋漓不断者。出血量多，龙骨、牡蛎应煅用；体弱较显，可加强补益脾肾之药物；如瘀滞之象显著，龙、牡仍用生者，可酌情再加益母草。

附：90. 四乌鲗骨一藘茹丸（《黄帝内经素问》）

即乌鲗骨四份，藘茹一份，雀卵为丸，空腹时，以鲍鱼煎汤送服 6 克。

乌鲗骨即乌贼骨；藘茹亦作茼茹，即茜草；雀卵甘温，益精壮阳；鲍鱼辛温，调肝益肾。全方为温肾益精，调肝和血之剂，故《内经》载本方以治血枯："帝曰：有病胸胁支满者，妨于食，病至则先闻臊腥臭，出清液，先唾血，四肢清，目眩，时时前后血，病名为何？何以得之？岐伯曰：病名血枯，此得之年少时，有所大脱血，若醉入房中，气竭肝伤，故月事衰少不来也。"

妇科方书多收载本方，以治血枯经闭，名乌贼鱼骨丸。然临床应用，多不径用原方，而取其乌贼骨、茜草两味，合于它方之中，以治崩漏、带下之症，收效甚佳。张锡纯谓：对此二药，其能治崩带洵有确实征验，其能消癥瘕与否，则又不敢遽断也。因张氏深知二药止血之能力，故在他所制的安冲汤、固冲汤、清带丸诸方中，皆配用此二药，以治崩中、漏下，赤白带下等病。此说验之临床诚不误也，此用亦为临床所常见。

91. 锁精丸（《证治准绳》）

功效：益肾摄精。

主治：肾虚之小便白浊，或白带淋漓。

方药：

破故纸 9 克　茯苓 12 克　五味子 6 克　青盐少许

水煎服。

原方破故纸、青盐各120克，茯苓、五味子各60克，为细末，酒煮面糊为丸，每服6克，温酒或淡盐汤下。

方药解：

方中破故纸温补命门，固涩阴精，治肾冷精流；青盐咸寒，益肾泻热；五味子温补肾经，秘摄精气；上三味相合，寒温有致，温涩而不留邪火。再以茯苓淡渗利水，使分清泌浊，精归肾府，湿热去之有路，则自无带浊之患。

应用参考：

本方为肾虚失藏之带、浊而设，固涩精气而无湿热停聚之弊，若症由湿热、寒湿、脾虚诸因而起者，本方皆不足为法。

92. 金锁固精丸（《医方集解》）

功效：固精敛带。

主治：男子精滑不禁，及女子赤白带下，妊娠遗尿等症。

方药：

沙苑子12克　莲须9克　莲肉12克　芡实12克
煅龙骨15克　煅牡蛎15克

水煎服。龙骨、牡蛎宜先煎。

原方除莲肉共为末，以莲肉粉煮糊为丸，每服9克，空服时，淡盐汤下。

方药解：

本方心、脾、肾并补，方中沙苑蒺藜甘温微涩，益肾固精；芡实甘平性涩，补脾涩精；莲肉甘平性涩，入心、脾、肾三经，补脾土，媾心肾，使水火二脏相济，君相二火安守，阴精自不外泄。莲须清心通肾，涩精秘气；龙骨、牡蛎镇摄敛火，取其固涩之性，故皆煅用。全方皆补涩之品，共建固摄精关之功。

应用参考：

本方为男子遗精、滑泄而设，是内科常用方，然妇科用本方治疗嗜欲不节，劳伤心肾，精关不固之淫浊崩带，常收良好效果。虽见症不一，而病机及所表现的证候相同，故治通一法，此即"异病同治"之理。

虚损带下，治不离心、脾、肾三经，而本方三经兼顾，且有清心通肾之妙，固涩之力又强，故用之较多。但兼有湿热实邪者，决不可轻用，实则本方治带全是固涩敛精，毫无清利之意，不当用而用，必致闭门留寇，不唯带浊不敛，且易贻它患。

白崩为白带严重者，量多如冲，状如米泔，属于虚证，多由思虑、劳碌伤于心、脾、肾，累及奇经而致。治可用本方加味，心气虚加益智仁、茯苓；脾肾虚加鹿角霜、山药。

本方与《衷中参西录》之清带汤，二方皆治带下，皆用龙牡，而用法却是不同。张锡纯制彼方有固涩兼调血脉之意，故用生龙牡，取其固涩兼具开通；本方用意全在补涩，故龙、牡煅用，增强固涩之力。

证候相合之崩漏，亦可用本方加减应用。

93. 既济丹（《世补斋不谢方》）

功效：补心脾，温肾阳，秘精气。

主治：带下似崩，量多如冲，状如米泔，称为白崩之症等。

方药：

鹿角霜 12 克　煅龙骨 15 克　煅白石脂 15 克　益智仁 6 克　茯苓 12 克　山药 12 克　当归 9 克　远志 6 克　菖蒲 6 克

水煎服。鹿角霜、龙骨、石脂宜先煎。

方药解：

本方以鹿角霜壮元阳，补督脉，涩精气；煅龙骨、煅白石脂固涩下元；茯苓健脾宁心；山药益肾补脾；益智仁温涩之品，助鹿霜以温肾，助茯苓补心气，协煅龙骨、煅白石脂以涩肾关；远志开窍，安神益智，菖蒲通神明，宣九窍，菖蒲、远志相伍使心气开通下交于肾；方中多补火、益气之品，故用当归之温润，养血活血以和之。全方温下元，补心脾，而重在温涩以固奇经。

应用参考：

以既济名方者颇多，皆用治水火不济之证，有治肾中水火者；有治心火、肾水者；有治中焦以通心肾者，其用意全在水火交泰，诸方中多有滋水之品。而本方重主温涩，温心、脾、肾，而涩精关，精关秘固，则未滋水而水亦能渐充，此正善补阴者，于阳中求之之理。故本方适于阳虚失精，而致心肾不能相安者，不可认定为白崩一症而设，诸如男子滑精，女子崩漏，或遗尿等症，凡由命火不足者皆用本方加减化裁。

如重在脾肾阳虚，可去菖蒲、远志、当归，而加人参、白术。

如重在心肾阳虚,可酌加桂、附,而去白石脂。

用治崩漏,可去当归,而以鹿角胶易鹿角霜,更加伏龙肝。

用治小便不禁,可去茯苓,而加覆盆子、乌药。

白崩病情较严重,非一般带下可比,一般见于年老体虚患者,据证亦可加参、芪之属。

不 孕 病 类

《 概 说 》

古人论嗣育，极重视"保养"、"聚精"、"乘时"之法，是已知不孕之故，并不独在女子一方；古人述女子的异常生理；有"五不女"之说，是已知妇女之不孕症，并非皆可以药治。因此妇科不孕病用方是有一定局限性的。

妇女不孕之故，或因邪伤冲任，或因胞脉瘀滞，或因寒客胞宫，或因痰阻胞宫，或因冲任虚损，或因肾虚精亏，古人皆有论述。

冲任之患，有月经、赤带可辨，治疗可从温经、清经、益经、固经方中求之；胞脉瘀滞，有腹痛、癥瘕可识，治疗可从通经、调经、消癥方中求之。治疗不孕妇女，当以调经为先，其治皆见月经病类用方，本类方剂仅以益肾填精、温肾暖宫、化痰开郁三个方面，全其调经诸法之不足，以应不孕症治疗的需要。

《 益 肾 填 精 》

益肾填精方以滋补肝肾药物为主体，常亦配伍养血、健脾补气之品，具有滋填先天、后天之精，扶助生殖之本的功效，适用于肾虚精亏之不孕症。不孕症患者若月经调和，身体瘦弱，虽无阴精亏损之证，亦可施用。

本节载方三首。下一方未收入本节。

88. 六味地黄丸

94. 左归丸（《景岳全书》）

功效：滋补肾阴。

主治：肝肾两虚，头晕目眩，腰膝酸软，经闭、崩漏等症。

方药：

熟地 12 克　山药 12 克　枸杞子 12 克　山萸肉 12 克　菟丝子 9 克　牛膝 9 克　龟板胶 9 克　鹿角胶 9 克

上药为末，炼蜜为丸，每服 9 克，开水或淡盐汤下。

方药解：

本方是由六味地黄丸加减而来，方中熟地、山萸肉、山药滋补肝肾，秘精涩气而兼顾脾、肺，是为地黄丸中"三补"，在此基础上，又增龟板胶补任脉之虚，鹿角胶补督脉之弱；以枸杞子、菟丝子、牛膝增强其滋补肝肾之功力，牛膝又引诸药下行直达肝肾，全方为壮水填精之剂，古有左水右火之说，故名左归。

应用参考：

本方去二胶、菟丝、牛膝，加茯苓、炙甘草，水煎服，名"左归饮"，其功用相同。本方亦常作汤剂用，功胜于左归饮。

113

　　妇科经、带、胎、产诸疾，凡因肾水匮乏而起者，皆可用左归饮或左归丸滋填肾精。唯出血之症，必去牛膝；小便不禁或频数者，不用茯苓。举例如下。

　　由于产后虚损以致冲任受伤，待月经复行时，经血失于调制，先后不定期而行，症见头晕耳鸣、带下绵绵，经血量多，腰背酸楚，舌苔中剥，脉象细软者，可用本方去牛膝，而加当归、白芍。

　　妊娠遗尿，多因肾气虚弱或中气下陷。若症状表现如上所述，是因肾虚封藏不固，二便失司，所致小便自遗。可用左归饮去茯苓，而加覆盆子、金樱子、杜仲、莲肉、桑寄生等涩精、固肾之品。

95. 养精种玉汤（《傅青主女科》）

功效：养血聚精。

主治：精血不足，身瘦不孕。

方药：

熟地 15 克　当归 12 克　白芍 9 克　山萸肉 9 克
水煎服。

方药解：

　　方以当归、白芍养血补肝；以熟地、山萸肉滋肝肾，益精血，四味共用养血滋肾，冲任通盛则自能受孕。

应用参考：

　　本方即四物汤去川芎之辛散，增萸肉之酸敛，不特补血，更能填精，故有助于摄精受孕。

　　本方最适于肝血不足，冲任失养之不孕者，症见面色萎黄，头晕目眩，心悸少寐，月经量少，舌淡脉细即为是证。若方中更加阿胶、枸杞子、五味子、鹿角胶、紫河车等填精温肾之品，其效更佳，即使子宫发育不良者，亦可用之。

本方较之下一方毓麟珠，长于养肝血，温肾之力次之。

96. 毓麟珠（《景岳全书》）

功效： 益气养血，温补肝肾。

主治： 妇人气血俱虚，经脉不调，久婚不孕，或带浊，或腹痛，或腰酸，食少羸瘦。

方药：

人参6克　白术（土炒）9克　茯苓12克　芍药（酒炒）9克　当归9克　川芎6克　熟地12克　炙甘草6克　菟丝子9克　杜仲（酒炒断丝）9克　鹿角霜12克　川椒1克

水煎服。鹿角霜宜先煎。

方药解：

本方以参、术、苓、草，健脾补气，以地、芍、芎、归，养血和血，气血充盛则十二经有余之气血灌注于奇经八脉使冲、任二脉气血通盛，经血自调。再加菟丝子温补肝、脾、肾三阴经；杜仲补益肝肾；鹿角霜补阳生精；川椒补命门之火而宣散寒湿，使下元温暖、精血充盈、冲任通盛、胞脉和调，自能摄精成孕矣。

应用参考：

本方是一张温补冲、任，暖宫种子之良方，对于因气血两虚、肝肾不足而致的闭经、痛经、月经不调、虚寒带下、子宫发育不良等症亦都有良好的效果。

中医认为妇女天癸成熟，冲任二脉通盛，月经才能应时而至，而天癸为先天之精，赖肾脏所藏、肾精所养；冲任之通盛靠气血之充盈。是故，妇女的月经与孕、产等生理机能，是以气血及肾气的充盛为其先决条件的，而本方正是为此而设，所以妇科临床应用本方的范围相当广泛。兹举几例如下。

室女闭经，或经闭日久，其证属虚寒者，此类闭经之症似无源之枯井，不可滥施破血逐瘀之品而急于求功，否则不惟经不能通，且越攻越虚，使病体康复无日矣。凡此，当用本方，或为丸剂，常服，自有水到渠成之日，诸虚寒之象亦必随本方补益之功力，而逐渐消失。待其正气已复，不见虚寒之象，或可以用本方去杜仲、鹿角霜，加牛膝9克，制附子9克，泽兰9克，温通之。

痛经与子宫发育不良，此二症常并见于少年女子，由于冲、任二脉起于胞宫，冲任虚损，胞宫不得荣养，自不能正常发育。此症当常服本方，温补冲任，而每于经前数日及经期，则酌加行气活血之品，若香附、乌药、延胡、益母草等品（注意，因方中有人参，故不选用五灵脂，二者相畏），以助其经血通畅，腹自不痛。

虚寒不孕，凡经妇科检查无器质性病变，或者仅子宫稍小，即可用本方治疗。有时这类患者，虚寒之象亦不明显，甚至除不孕而外，并无其它异常表现，往往无证可辨，凡此者亦当用本方，以之温补生殖之根本。

应用本方时，若加入紫河车、阿胶、鹿角胶等血肉有情之品，则疗效更佳。

温肾暖宫

温肾暖宫方以温补、温通、温散药物为主体，多配伍滋肾、益气、养血之品，具有壮肾阳、暖胞宫、散寒湿的功效，适用于宫寒、精冷之不孕症。治疗不孕症常常在月经正常、肾精不乏的基础上施用本类方剂。有时不孕患者并无症状表现，亦施用本类方，以兴奋生殖机能。

本节载方3首。以下二方未收入本节，其应用可参阅该条。

221. 肾气丸

4. 艾附暖宫丸

97. 右归丸 (《景岳全书》)

功效：温补肾阳。

主治：肾阳虚损，畏寒肢冷，腰背酸痛，月经不调，虚寒不孕等症。

方药：

熟地12克　山萸肉9克　山药9克　杜仲9克　枸杞子9克　菟丝子9克　鹿角胶12克　当归9克　熟附子6克　肉桂3克

原方为丸剂，今调整剂量作汤剂。鹿角胶宜烊化。

方药解：

肾为水火之脏，阴阳互根，元阳不足当以水中求之，故本方以熟地甘温滋肾、填精，配山萸肉、山药，取六味地黄丸中"三补"以生水；附子、肉桂一走一守温肾壮阳，使水火互济；杜仲、菟丝子温补肝肾；枸杞子、当归滋肝养血；鹿角胶血肉有情之品，补命火，通督脉，虽较之鹿茸力逊，然功兼填精、养血、固冲任、止崩漏是其专长，鹿角胶配肉桂、附子，以温通督脉，而伍地黄、当归则善荣冲任。全方阴阳双补，重主补火，凡阳虚精损之证皆可采用本方。

应用参考：

由于本方的特点是于阴中求阳，故虽意在补火，却温热而不燥烈，因此为临床各科所常用，景岳之后，温补肾阳皆宗其方，而无离乎其左右者。

本方去鹿角胶、菟丝子、当归，加炙甘草，名右归饮，功用相同而效力稍逊。妇科用本方较多。

本方与毓麟珠比较，略于补益气血，而优于益肾助阳，凡月经不调、闭经、不孕、带下等症，证属肾阳虚弱者，皆可用本方，以作汤剂，则补益之力更强。举例如下。

久不受孕，证属虚寒，症见腰背酸楚、小腹阴冷、性欲减退者，可常服本丸剂，或与艾附暖宫丸交替使用。

虚寒带下，因肾关不固，阴精失摄者，其带下色白而腥秽、腰背酸痛、遇劳更甚，可用本方加桑螵蛸12克、益智仁10克、金樱子12克，增其收涩之力。便溏者去当归。

98. 苁蓉菟丝子丸（《医宗金鉴》）

功效：补肾填精，通调冲任。

主治：不孕由肾精不足，冲任虚损而致者。

方药：

肉苁蓉 9 克　菟丝子 12 克　覆盆子 9 克　蛇床子 9 克　当归 9 克　川芎 6 克　白芍 9 克　牡蛎 12 克　乌鲗骨 12 克　五味子 6 克　防风 6 克　黄芩 6 克　艾叶 3 克

水煎服。

原方为蜜丸，早晚服，盐汤下。

方药解：

经曰：天癸至，任脉通，太冲脉盛，月事以时下，故有子。本方即填精以奉天癸，和血以通冲任，故为不孕之专备方。

方中以菟丝子填精益髓，五味子滋肾涩精，肉苁蓉、蛇床子一润一燥温肾壮阳，覆盆子、煅牡蛎固摄肾精，使肾水得少火之温化，则肾气必充，而天癸渐盛；方中以当归、白芍、川芎养血和血，艾叶温经除脉中寒邪，防风祛风去络中湿滞，乌贼骨调和血脉，溢者可收，瘀则可通。方中用黄芩清热凉血，使全方不寒不热，助阴以生子。

应用参考：

不孕者多胞宫虚寒，故若阴虚而虚热并不明显者，可不用黄芩之寒，以制诸药之温。

若精亏而虚热见者，可去艾叶、防风之温燥，牡蛎可生用。

若欲加强通血脉之力，牡蛎亦可用生者。

若胃纳呆滞，可于方中加木香、炒谷芽。

本方与毓麟珠、养精种玉汤，三方皆是治疗精血亏损之不孕症的常用方剂，但临床应用稍有差别。养精种玉汤以养肝血为长；毓麟珠温补肾阴肾阳，兼益阴血；本方具毓麟珠之所长，又兼通调血脉，临症当据此而选用。

虚损之证并非数剂补益之方所能奏效，故以丸药缓图较多，患者亦便于坚持服药，本方做丸剂效果亦佳。

《济阴纲目》载本方以治赤白带下，是取黄芩清内热以除湿；防风升肝气以除湿；牡蛎、乌贼骨敛带以除湿，余药温肾和血以固根本。

99. 暖宫丸（《证治准绳》）

功效：暖宫散寒。

主治：元阳不足，下焦寒冷，月经不调，痛经、闭经，宫寒不孕等症。

方药：

硫黄 180 克，研细塞入猪肠内，煮一昼夜，捣烂，与赤石脂 90 克、海螵蛸 90 克、禹余粮 270 克、炮附子 90 克共为细末，醋和为丸，如梧桐子大

每服 6 克，醋汤调下。

方药解：

硫黄酸温，秉纯阳之精，益命门之火，热而不燥，故老人阳虚肠秘亦常用之，古人视之为温补虚损之品，助阳道，温散胞脉血结、心腹积聚。附子大辛大热，通行十二经，生用长于散寒通痹，熟用偏于温阳补火，与硫黄为伍其功尤善。赤石脂甘温、禹余粮甘平，皆入手足阳明，而功擅固涩，主下利、治血崩。海螵蛸气味咸温，入肝肾血分，通血脉，治寒湿，疗血枯漏下。全方

诸药纯阳无阴，可贵者温而不燥，为温暖下元之良方，故以暖宫名之，下焦阳虚、胞宫久寒服之最宜，若血虚阴亏者，慎不可用。

附　注：

梧桐子约大黄豆一倍，30 粒约合 6 克。

应用参考：

暖宫丸之药物组成多矿品成分，故不可改做汤剂。其中硫黄有毒，不宜久服，方中多妊娠禁忌之品，孕妇忌服。

本丸剂最适合下元虚冷之痛经、不孕，可配合温补气血之汤剂并用，使刚柔相济，配伍此丸剂，冀其直达胞宫，取效迅速，中病即可不用本方，而专以温补冲任之方药应之。

汤丸并进时，注意赤石脂与肉桂相畏，当谨慎。

化痰开郁

化痰开郁方以行气解郁、燥湿化痰药物为主体，多配伍益气健脾、活血通经之品，具有化痰消脂、启豁胞宫的功效。适用于证属痰湿郁滞、脂膜阻塞之不孕症，该类患者常兼气虚之证，而见月经涩少，以体型肥胖者居多。

本节载方 3 首，附方 2 首。下一方未收入本节，其应用可参阅该条。

越鞠丸（204）

100. 启宫丸（《和剂局方》）

功效：燥湿化痰，行气开郁。

主治：肥胖妇女，痰湿素重，子宫脂满，以致不孕。

方药：

制半夏9克　苍术6克　香附6克　神曲12克　茯苓12克　橘皮6克　川芎6克

水煎服。亦可作水丸，每服6克，日二服。

方药解：

本方是由燥湿化痰之二陈汤加减而来，方以半夏和胃化痰，橘皮理气化痰，茯苓健脾渗湿，三味共用专于开痰之郁。在此健脾和胃的基础上，再伍香附疏肝调气，以解气郁；伍川芎行气化瘀，以解血郁；伍神曲健胃消滞，以解食郁；伍苍术醒脾燥湿，以解湿郁。全方为化痰湿，解郁滞之法，痰湿去，诸郁解，则气化运行复常，自无脂满壅塞之患。

附：101. 茂芝丸（《丹溪心法》）

102. 植芝汤（《丹溪心法》）

以启宫丸加甘草，将白术代苍术，亦名启宫丸，为末，粥做丸，名茂芝丸（丹溪方），其功用相同。

启宫丸适用于肥胖湿重之不孕患者，其人常伴经稀、经少之症，此由气虚及于血也，故其治常亦配伍养血调脉之品，如丹溪植芝汤，即为茂芝丸增当归、白芍以养血脉，而减神曲，用治"妇人肥盛无子，以身中有脂膜闭塞子宫"，以其汤送服茂芝丸。丹溪这一用法，

122

提示了在运用启宫丸时，亦应在治痰之际，考虑到患者血脉枯荣的一方面，可适当予以加味。若兼血滞，亦可更加泽兰、川牛膝等品。

肥人多痰，肥胖患者以阳虚、气虚体质居多，故通阳化气之品亦常加入，如生姜、干姜、桂枝、青葱等。痰多者加胆星以增化痰之力。

启宫丸与苍莎导痰丸比较，功用近似，本方多川芎、神曲二味，以增其解血郁、化食滞之功。

启宫丸与越鞠丸比较，少山栀之苦寒，而添二陈开痰郁。越鞠通治六郁，本方治痰聚为主，可视为越鞠之变方。

103. 苍莎导痰汤（《万氏女科》）

功效：开痰散结，祛湿解郁。

主治：由痰湿俱盛，脂膜壅塞，阻遏经脉之闭经、不孕等症。

方药：

苍术 9 克　香附 6 克　橘皮 6 克　茯苓 12 克　枳壳 6 克　制半夏 9 克　制南星 6 克　炙甘草 6 克　生姜 6 克

水煎服。

原方为丸剂，生姜自然汁和丸，每服 9 至 12 克，淡姜汤送下。

方药解：

本方以二陈汤为基础，健脾祛湿，和胃化痰，增诸药开痰、解郁，以疏通经脉，温启胞宫。方中以苍术醒脾燥湿以解湿郁，以香附疏肝理气以解气郁，以制南星之苦温辛烈，助二陈祛痰除湿，且南星散而不守，专走经络，血脉为痰湿所壅阻者，用之最当，枳壳破气散积，开胸膈痰滞，助香附行气解郁，助南星、二陈逐痰通塞。全方用药以辛开苦降为法，是治痰郁之主剂。本方即导痰汤加苍术、香附（又名莎草根），故以苍莎导痰名之。

应用参考：

本方主要用于痰阻之经闭、不孕等症，其临床表现多面色浮黄或㿠白、头晕心悸、胸闷脘胀、倦怠身困、神呆嗜睡、白带绵绵、舌苔白腻、脉沉滑等症，而形体肥胖又是本证的体征特点，中医素有肥人多痰之说，验之于临床诚不虚妄。

本方证为虚实兼杂之证，其病本于气虚阳虚，而病标却表现为痰阻气机为患，故方中多助脾健运之品，意在脾运健则痰湿除，气机畅则血脉和，实以消为补之治法。因此本方用治闭经而不急切破血通经求功；用治不孕亦不囿于温肾填精，可见中医治某病，不可固执通套，惟当辨证施治，至证情有所改变，制方也必须有相应的变化。

青年女子，形体急剧增胖，颇为苦恼，用本方亦有减肥效果，加荷叶 30 克更佳。

本方与开郁二陈汤比较，开郁二陈重在行气，本方祛痰之力更胜。二方皆主痰郁。

104. 开郁二陈汤 (《万氏女科》)

功效：行气解郁，燥湿化痰。

主治：肝郁气滞，痰湿内阻而致的闭经、痛经、月经后期，及胸痞胀满等症。

方药：

橘皮 6 克　茯苓 12 克　苍术 9 克　香附 6 克　川芎 6 克　制半夏 6 克　青皮 6 克　莪术 6 克　木香 6 克　甘草 6 克　槟榔 3 克

上药加生姜 3 片，清水煎服。

方药解：

本方以橘皮、制半夏、茯苓、甘草、生姜（即二陈汤，因乌梅酸收，于气郁不利，故不用）健脾燥湿，和胃化痰，配伍苍术苦温辛散，芳香气烈，以解湿郁。青皮疏肝破气，散积化滞；莪术行气破血，消积化癥；川芎为血中气药，活血行气；木香调脾胃之气；槟榔导脾胃之滞；香附疏理肝气，为气病之总司，李时珍谓其得木香则疏滞和中，得川芎、苍术则总解诸郁，得半夏则决壅消胀，得莪术则消磨积块。全方为气滞、痰结兼解之法。

应用参考：

本方可适用于气、血、痰、湿、食，五郁互见之证，多由情志所伤，气郁而起，临床情志不舒、寡语太息、脘痞纳呆、胸膈满闷、胁胀乳胀、小腹作胀、舌暗脉沉等多种症状常常交互出现，诸郁及于胞脉，或见经行腹痛，或见月经涩少，乃至经闭，因此在妇科范围内，本方证并不少见。

用本方治疗闭经等症，着眼于血郁，而着手于气与痰，且以理气为先。故方中虽以二陈为基础，实则重主行气开郁。由此可知经少、经闭之症，即使实邪为患，亦并非破瘀之一法。但月经病的治疗，当知因时制宜，因势利导，故经前、经期，可用本方加牛膝、泽兰等品，引血下行，血行则气亦必行，治标亦兼顾其本矣。若闭经日久，经欲行亦当有先兆，如腰酸、乳胀、小腹胀坠等，此时亦可如上法制方。

气滞痰阻而致痛经，多兼寒象，可于本方加吴萸、细辛等温经散寒之品。

临床可据诸郁之偏重，随证加减化裁。

126

妊娠诸病类

《 概　说 》

妇女妊娠期间，机体有如下几个方面的变化，有异于平时。一者，精血需常聚胞宫以养胎，故阴血常虚；二者，阴血虚则阳气偏盛，同气相求，实邪易凑，故多胎火；三者，胎居胞中，虽属生理，终是赘物，故时或有碍气机升降，津液疏瀹。若先、后天皆充，则母体与胎儿相安，渐趋适应，否则上述种种常可导致胎前诸病。因此，据其常理而言，胎前用药除慎动妊娠禁忌之品而外，尚宜多润少燥、多凉少热、多轻少壅。但值得注意的是，妇女怀妊在生理上虽具一定的特点，然其外界致病因素，却又不一而足，并无定律，故先贤有"母病致胎动者，先治母病则胎自安"之说，因此临症亦当依证候施治。此二者皆不可偏废，既要掌握胎前用药规律，又不可执常御变，置辨证论治于不顾。

古籍载胎前病种甚多，本编只选辑与胞胎直接相关的数病用方，其余种种其治疗除在用药上注意妊娠特点外，与内科治疗无异，则不在此立目。

本编分为恶阻、胞阻、子悬、子烦、妊娠肿胀（子气、子肿、子满）、子痫、保胎（安胎、养胎）、顺产

127

（催生、下死胎。胞衣不下本产后病，因与下死胎治同一法，故相提并论）共八节，以统众胎前用方。

余者如外感、诸热、诸郁、二便等疾患，归于妇科杂病方中。分述其胎前治疗特点。

恶阻（妊娠呕吐）

载方6首，附方4首。以下诸方本节未收入，可参阅该条。

75. 参苓白术散

117. 温胆汤

118. 小半夏加茯苓汤

123. 小陷胸汤

197. 竹叶石膏汤

200. 左金丸

105. 香砂六君子汤（《和剂局方》）

功效：益气健脾，和胃化痰。

主治：脾胃虚弱，中运不健，纳少便溏，以及月经不调、色淡，妊娠呕噁，产后乳汁自流等症。

方药：

人参6克　白术9克　茯苓12克　炙甘草6克　橘皮6克　制半夏9克　木香6克　砂仁3克

水煎服。或上药为末，每取15克，加姜、枣，水煎服。

方药解：

此方乃调补脾胃，温化痰湿之法也。人以胃气为本，脾胃不和则气化不畅，中运失司，或生痰留饮而消化力弱，肌肉消瘦，月事不以时下。本方以人参补气，白术健脾，茯苓化痰渗湿，甘草和中温中，橘皮和胃理气，半夏降逆化痰，木香疏理三焦，砂仁行气调中。脾胃温和则生化之力自强，脾无痰湿阻滞，胃气自然畅达，脾升胃降，气血化生之源不乏，则月经自无参差矣。

应用参考：

本方临床各科均为常用，因其调补脾胃，以和胃止呕见长。故在妇科范围内，常用于因脾气虚弱，胃失和降而致的经行呕吐，妊娠恶阻等症。但本草书籍多载半夏为妊娠禁忌药，因此妊娠恶阻能否用半夏，争论很大，根据临床实践的摸索，若孕妇体健，无习惯流产史，制半夏用 6 至 10 克，并无妨害，而且止呕效果很好，用与不用大不相同。但由于自古有此诫训，孕妇用之还当慎重，如若孕妇体质情况不适宜用半夏，则重用生姜以代之。

由于本方补中有消，故对产后气虚不能摄纳的乳汁自流之症，亦可用之，常以本方加扁豆、山药、菟丝子等品，脾肾兼顾有利于精气之摄纳。

因本方特点是于平补之中寓调理气机之用，所以对于妊娠、产后或久病之后天乏继，体弱、纳呆者，实为常服之调补良剂。

106. 保生汤（《证治准绳》）
功效：和胃调肝。

主治：妊娠恶阻，纳呆，恶心，呕吐清水，时觉膈阻气逆，无寒热，或兼泄泻。因土虚而肝气横逆所致者。

方药：

人参 6 克　甘草 6 克　白术 12 克　香附 12 克　乌药 12 克　橘红 12 克

上药为末，每服 9 克，水一碗，生姜 3 片，煎至七分去滓温服。

若原药直接入煎，上量减半，生姜 3 片。

方药解：

方中人参补气生津，甘草益气和中，白术健脾运湿，参、术、草共用益气实脾，脾气得升，胃自和降。脾胃自强，肝气则不能乘虚而侮。香附入肝，理气解郁；乌药归脾，顺气降逆，乌、附同用调肝和脾，开胸腹之气结。橘红燥湿化痰，生姜辛散水气，温化阴邪，宽膈以止呕逆。全方为补气温中，调和肝胃之法，凡孕妇气虚而肝胃不和者，皆可酌用本方。

应用参考：

原方后有"觉恶心呕吐加丁香"注语。丁香暖胃降逆，善止呕噁，正与本方证相投。然丁香芳香气厚，呕噁者常厌之，医者亦当了然，若患者因其气味芳烈难于受药，强与则反不收效。

《济阴纲目》载此方，乌药作乌梅，其笺注云："吐、泻、作渴，则效在乌梅矣，作乌药者非。"实则不尽然，乌药顺气，诸本草多载其具降逆之功，《日华子诸家本草》曰："除一切冷霍乱，反胃吐食、泻痢。"且

130

恶阻因于肝气横逆而致胃气不降者，比较多见，本方以香附、乌药疏肝顺气，配伍于健脾和胃诸药物之中，治疗恶阻是无可非议的。倘若胃热呕恶，烦渴多饮，则本方不可用，决非乌梅一味所能变更其方之效用者。

本方适用于脾胃虚寒兼见肝郁气滞之恶阻，若纯属脾胃虚寒，则应另辟蹊径，其虚象显著者用香砂六君；其寒象较甚者可用干姜人参半夏丸。

107. 干姜人参半夏丸（《金匮要略》）

功效：温中降逆。

主治：中虚胃寒，妊娠呕吐，得饮即泛。

方药：

干姜 3 克　人参 3 克　制半夏 6 克

上药共为细末，以生姜汁糊为丸，如梧桐子大，饮服 10 丸（约 3 克），日三服。

或为散剂，上三药等分，为细末，合匀，频频舔服，以一日 6 克为度。

方药解：

方中干姜温中散寒，温肺化痰，去脏腑沉寒痼冷；生姜温中止呕，祛痰下气，可解半夏之毒；人参补中益气，健脾生津以扶正；半夏辛温有毒，降逆止呕，消痞散结，燥湿祛痰，伍人参补消既济，调和脾胃，得生姜之佐制功优于下气止呕，而毒性缓解。全方药简而力专，意在温中降逆，使中阳得振，寒饮蠲化，胃气顺降，则呕逆自止。

应用参考：

本方适用于中气素虚，寒饮阻胃，浊阴不降之妊娠恶阻。只要辨证准确，不要因半夏、干姜之辛热而掣肘。本方原是仲景为恶阻而设，可见古方中对于妊娠，半夏亦非绝对不用，然若曾经流产者，应当慎用，或避而不用，可以生姜汁合服以代之，原方本以生姜汁糊为丸。

治疗妊娠呕吐，首先要重视患者的受药问题。否则处方再恰当，亦不能发挥药物之效力。故此选药宜清淡，投药宜量少，不必强定日服几次，应少量频服，视患者具体情况灵活掌握。本方改作散剂，即是为解决受药问题，若拒药不受，饮入即吐者，可常以少许姜汁滴舌上，频频舔咽，以使不致反胃作呕为度。

108. 麦门冬汤（《金匮要略》）

功效：润肺养胃，降逆生津。

主治：肺胃阴虚之肺痿、久嗽等症，及阴虚气逆之妊娠恶阻。

方药：

麦冬 12 克　人参 3 克　清半夏 6 克　甘草 3 克　粳米 12 克　大枣 4 枚

水煎服。

方药解：

本方为清养滋润之剂，方以麦冬为主，取其养阴清热；以人参补气生津，益脾宁心，参、麦同用，使气阴相辅生长。甘草益气和中；粳米健脾益肺；大枣滋补脾胃，参、草、粳、枣共用，健中焦以生化精气。方中半夏降逆和胃，兼行诸甘药之壅滞。全方养肺阴，增胃液，降逆气，以治久嗽、呕哕诸症。

应用参考：

仲景制此方清养滋润以治津枯燥热之肺痿，使胃津得复上输于肺，燥热自息，而渐趋平复。

本方用于胃液不足，气火上逆，胃失和降之呕哕之症，亦颇收效验。妇科多用本方以治胃燥火升之妊娠恶阻，若妊娠呕哕证属痰涎壅盛或脾胃虚寒而胃纳失降者，则非本方所宜。

因方内有半夏一味，为妊娠禁忌之品，医者往往不敢轻试本方，或用之却弃半夏，而本方功具清热养胃，而降逆之功实赖半夏，去之多不生效。观之临床，孕妇用半夏，只要得法，并无妨碍，古代医家于此颇多议论，且皆临床经验之谈，今录数种以备参考。

陈良甫曰："《千金方》有半夏茯苓汤、茯苓丸，专治恶阻。此二方比来少有服者，以半夏能动胎，胎初结虑其辛燥易散故也，须姜汁炒以制毒，凡恶阻非半夏不能止，是有故无殒也。"

娄全善曰："大全方谓半夏动胎不用，今观仲景用人参半夏干姜丸；罗谦甫用半夏茯苓汤；朱丹溪用二陈汤加减，并治胎前恶阻、痰逆呕吐、心烦、头晕、恶食俱效，独不知此乎。予治恶阻，用之未尝动胎，正经云，有故无殒是也。"

薛立斋曰："半夏乃健脾气化痰滞主药，脾胃虚弱呕吐，或痰涎壅滞，饮食少，胎不安，必用半夏茯苓汤，倍加白术安胎健脾，予常用验也。"

133

附：109. **加味麦门冬汤**（《医学衷中参西录》）

110. **麦门冬汤**（《妇人大全良方》）

《衷中参西录》加味麦门冬汤，用治妇女倒经，即本方加生杭芍、丹参、桃仁，以山药代粳米而成。其方以麦门冬汤益气生津，降胃安冲；以芍药、丹参、桃仁开下行之路。

《妇人良方·妊娠随月服药将息法》载一麦门冬汤，即本方去半夏、粳米，加生地、阿胶、黄芩、生姜而成，云其安六月胎动，未可尽信，然该方有安胎之效当可信。

111. **青竹茹汤**（《证治准绳》）

功效：清热化痰，和胃止呕。

主治：妊娠恶阻，呕吐酸水，胸闷口渴等症，因于胃气失和，痰热为患者。

方药：

鲜竹茹 9 克　橘皮 6 克　茯苓 9 克　制半夏 6 克生姜 6 克

水煎服。

方药解：

此方以鲜竹茹清热化痰，橘皮和胃理气，茯苓健脾利湿，制半夏化痰和胃，生姜通阳泄浊。全方清热化痰，和胃降浊，湿热去，胃气和则诸症自失。

应用参考：

妊娠呕吐因于胃热者，较胃寒者多见，故竹茹为治疗妊娠恶阻的常备之品，用鲜者为佳，用量可随症情适当加重，若用至 30 克以上可煎汤代水，以煎余药。

本方清热化痰，和胃止呕，以浊阴不降，聚而生热，胃气失和之恶阻用之最宜。若孕妇体质虚弱或曾经流产者，可去半夏，代之以旋覆花。若胃热较盛加黄芩；肝气亦逆者加黄连（吴萸炒过）。合方应用可参考温胆汤应用参考条。

附：112. 橘皮竹茹汤（《金匮要略》）

113. 橘皮竹茹汤（《济生方》）

本方与《金匮》橘皮竹茹汤及《济生》橘皮竹茹汤，同为和胃止呕之常用方，其功用近似。金匮方较本方少茯苓、半夏，而多参、枣、草；济生方较本方多参、枣、草、麦冬、枇杷叶。由所增损之药物即可看出，三方在功用上是各有所偏重的，即《金匮》橘皮竹茹汤有甘温之品益气和中，适用于胃气虚更明显者；《济生》橘皮竹茹汤有甘寒之品养胃生津，适用于痰热未清，胃阴已伤者；而本方着重清热化痰以止呕逆，因此既不用甘温，嫌其壅滞遏中，也不用甘寒，恐其柔润助痰。

114. 苏叶黄连汤（《温热经纬》）

功效：清热化湿，和胃止呕。

主治：湿热阻胃，胎气上逆而致的妊娠恶阻，而见脘闷纳呆，恶闻食气，呕噁频作等症。

方药：

苏叶 6 克　黄连 3 克

水煎服，或为细末频频舔咽。

方药解：

方中苏叶辛温芳香，开胸膈，醒脾胃，宣化痰饮，善止呕噁而安胎；黄连苦寒，入心、肝、胆、胃、大肠经，功能清热燥湿，泻火除烦，使诸经之火得清，不与胎火相并，气自不上逆，则呕秽之患可平。

应用参考：

本方一名苏连饮。

呕噁之疾，患者常以服药困难，而影响疗效，本方为细末舐咽之服法，对此类患者最为适用。

本方药简功专，是其突出的特点，临症用之疗效亦相当显著，常可根据具体症情作如下加减。

若症见口苦、吞酸、干呕，或呕吐酸苦水，胁胀脘痛者，证属肝胃失和，宜疏肝解郁，清热和胃，可于本方加橘皮、竹茹，苏梗与苏叶同用。

若症见脘闷恶食，舌苔白腻或黄腻者，证属痰热阻胃，可用本方加清半夏、茯苓、竹茹。

若以胃脘饱胀，嗳腐食臭等胃气呆滞之证明显者，可加砂仁、陈皮、白术，紫叶易苏梗。

若兼见胎动不安者，可加白术、苎麻根。

如妊娠恶阻不见热象者，本方则不适宜，此亦即本方治呕的特点之一。

胞阻（妊娠腹痛）

载方2首。以下诸方本节未收入，可参阅该条。

204. 越鞠丸

25. 抑气异香四神散

207. 香砂枳术丸

193. 桂枝汤

115. **当归芍药散**（《金匮要略》）

功效：养血和血，健脾祛湿。

主治：妊娠腹中疠痛，心下急痛，下利赤白，及产后去血过多，眩晕虚乏等症。

方药：

当归9克　白芍9克　茯苓9克　白术9克　泽泻9克　川芎6克

水煎服。

原方作散剂，每服3克，酒调服，一日三次。

方药解：

方中当归、川芎养血活血，兼行血中气滞；白芍补血柔肝，其性酸收，伍归、芎之香窜善行，共建养血和脉之功，血脉通利，通则不痛，血脉充盈，荣养匀布，故血滞之急痛，血虚之疠痛，三物用之咸宜。方以白术、茯苓、泽泻健脾祛湿，助运中土，脾气得生，胃自和降，脾胃之气健则生化之源亦不匮乏，血气得生。茯、术、泻三物之燥，以归、芍、芎润之，使其燥非但不伤阴液，反可化痰祛湿以助归、芍、芎通运血脉之功。全方六味用意唯在血脉，则其性平和，故用治胎产诸种腹痛。

应用参考：

本方为调和肝脾之剂，故《济阴纲目》载之兼治妊娠下痢赤白。但赤白痢疾用本方似应加调气之品，诸如木香、橘皮等，使和血、调气、化湿兼备，则滞下可除。然热毒之象显著者，非本方所能奏效。

前贤有产后忌芍药之说，无非因其性偏凉，其味酸收，用之惟恐恶露不尽。然本方三味血分药配伍有致，用之并无妨碍。临床可根据证情灵活掌握各药剂量，用之重于养血，则可按原仲景法，重用芍药而以归、芎佐之，例如用于妊娠胞阻以腹中疠痛（绵绵而痛）为特征，或产后眩晕虚乏而恶露已净者。如若用之重于通调血脉，则归、芎、芍可等量用之，例如湿滞胞脉之胞阻或经行腹痛，其痛重着不移，按之不减，不为热解，舌苔、症状皆有湿象者。

本方对于经前肿胀，更年期肿胀，及带下、腹痛，西医谓之慢性盆腔炎患者，皆有良效，用时宜去白芍，加赤芍。

138

116. **绀珠正气天香散（刘完素方）**

功效：理气解郁。

主治：月经不调，下腹隐痛等症。

方药：

香附 24 克　乌药 6 克　橘皮 3 克　苏叶 3 克　干姜 1.5 克

共为细末，每服 15 克，清水一盏，煎至七分，去滓空腹时温服。

方药解：

本方重用香附，疏肝调气，通行十二经，配苏叶，入血分而利气；配乌药，入气分而理气。苏叶入肺、脾二经，行气宽中，宣化痰饮，外开皮毛，内解郁结。乌药辛开温通，顺气降逆，散寒止痛，上入肺脾，下通膀胱，为胸腹逆邪之要药。陈皮理气健脾，与苏叶同用化痰快膈，以利升降。干姜温经而助气运。全方配伍，升降有致，气运血行，则月经自调，而腹痛自止矣。

应用参考：

因本方善于理血分之气滞，故用于妇女之气郁诸症最为相宜，尤其是因气郁而致的各种腹痛，其痛以胀甚于痛为其特征，或但胀不痛者。

方中诸药虽理气，而不破气，以调、顺为度，是一张平和的理气方。因此，即使对于体弱、妊娠或产后的患者，用之也是比较妥当的。例如，妊娠胞阻因于肝郁气滞者，即可用之。可于原方去干姜，加木香、砂仁各6克，将苏叶换作苏梗，而减香附之量为6克，以作汤剂。

《子悬（妊娠气逆、胸满）》

载方2首，附方1首。以下诸方未收入本节，可参考该条。

204．越鞠丸

25．抑气异香四神散

206．半夏厚朴汤

117．**温胆汤（《千金要方》）**

功效：和胃化痰。

主治：胆虚痰热而致的不眠、虚烦、惊悸、口苦、呕噁，以及胎气上逆之子悬。

方药：

茯苓 12 克　枳实 6 克　橘皮 6 克　生甘草 6 克
竹茹 9 克　制半夏 9 克

上药共为末，每服 12 克，加生姜 3 片，大枣 2 枚，水一盏半，煎至七分，食前热服。

方药解：

方中竹茹甘而微寒，除痰热、和胃气，为虚烦、呕逆之要药；橘皮理气化痰、健脾燥湿；半夏燥湿化痰、消痞散结；茯苓宁心益脾，淡渗利湿；枳实破气行痰以通痞塞；甘草生用泻火，味甘和中。全方和胃化痰，而性偏微寒。之所以名温胆者，因胆为中正之官，清静之府，内寄相火，不寒不热以温为常，本方清化痰热，使胃气和降，则胆不受烦扰而可主决断，此方不治胆，而胆自和，所谓"温胆"者，即"和胆"也。

应用参考：

本方为临床各科所常用，是治疗痰证的代表方剂之一，其功优于和胃止呕，惊悸、乏寐由痰热而起者亦多用之。本方于妇科应用也很广泛，举数例于下：

妊娠恶阻：呕吐一症，是胃气不降的突出表现，导致胃气不降的原因，主要有中虚、肝逆、食伤、痰阻几个方面。痰阻致呕又分寒、热二端，因于寒痰者，可用小半夏加茯苓汤，而本方即适用于痰热阻胃而致的妊娠呕吐，其主要见症为呕吐痰涎苦水、口干喜冷饮、饮入即吐、胃脘满闷、舌苔黄腻，亦有兼见心悸、胸闷、便

140

秘者。热象显著者，可合王孟英之苏连饮（苏叶、黄连）；呕吐重者，加旋覆花、重用竹茹；兼见心悸、失眠，加远志；兼见胸闷，加瓜蒌皮；兼见便秘，加瓜蒌仁。恶阻的治疗，药物宜简，药量宜轻，临诊处方时当注意患者的受药问题。

子悬：妊娠胸胁胀满，甚则气逆喘促，称为子悬，此症为胎气上逆所致，若痰热之象具，即可用本方。气逆甚者加旋覆花、杏仁；热象显者加黄芩、芦根；胸胁胀甚者加苏梗、苦桔梗；痰嗽重者加象贝、白前；便秘者加瓜蒌仁。

绝经前诸症：西医称之更年期综合征，虽病本多属天癸将竭、肾气衰惫，然对于痰热所致之惊惕、心悸、乏寐、多梦等症，若只顾本虚，而不视标实，往往收效甚微，此时若采用本方，以治其标最为适宜。

方中枳实入中下两焦血分而破气，半夏被视为妊娠禁忌之药，故妊娠用本方，为使其不碍胎气；可将走上中二焦之枳壳，以代枳实，并减半夏量为 6 克，如此直接入煎亦可。

附：118. 小半夏加茯苓汤（《金匮要略》）
本方由小半夏、茯苓、生姜组成。可用于寒痰者。

119. 四磨饮（《济生方》）
功效：顺气解郁。
主治：七情感伤，上气喘急，胸膈不快，痞闷不舒，及一切气郁胀痛。
方药：

沉香 1.5 克　乌药 1.5 克　槟榔 1.5 克　人参 3 克

以冷开水（或酒）浓磨为汁，人参或煎汤兑入，调服。（一方有枳壳，无人参）

方药解：

本方行气开郁，善治一切气滞之症。方中用人参大补元气，扶养正气于先，此实必顾其虚，泻必顾其正也。沉香温而不燥，行而不泄，降逆气，纳肾气，温暖中焦、下元，先贤谓之有益无损，独行则势弱，故伍以乌药、槟榔。天台乌药顺气降逆，散寒止痛，上通肺、脾，下达膀胱与肾，胸腹邪逆之气皆主之；槟榔消积导滞，行气利水。沉香、乌药、槟榔皆有降逆之用，而各具所长，故可疏解一切气郁，合人参正邪兼顾。四味药物皆气味俱厚之品，磨之则取其气味俱足，冀其推动力强，而收效迅速耳。

142

应用参考：

本方最常用于内科，尤多用于七情郁结之上气喘急。一方无人参，增木香，亦称"四磨汤"用治冷气攻冲，心腹胀痛之症。

本方去人参，加枳实、木香，白酒磨服，名"五磨饮子"，治暴怒气厥之症，此气逆、气上之重者。

因妇女七情感伤之症较为多见，用之降逆顺气治疗妇科杂病较多，以经断以后之妇女更为多用。孕妇因七情气郁而致的子悬，亦可权宜用于一时，以其方中虽有人参之制，仍嫌其降气、温运太过之故，用时可酌情加黄芩、苏梗，煎汤服用，症稍缓，即去槟榔、沉香。胎动不安者不用。

本方与半夏厚朴汤（四七汤）比较，二方皆用于七情郁滞之症，然半夏厚朴汤以开痰散结为优；本方以降气开郁见长。二者应用范围有一定的差异，临床注意区别运用。

子烦（妊娠烦闷、惊怯）

载方4首。以下三方未收入本节，其应用可参阅该条。

117. 温胆汤

197. 竹叶石膏汤

196. 导赤散

120. 竹沥汤（《千金要方》）

功效：清热化痰。

主治：孕妇心烦神躁，夜乏安寐，由于痰火上扰所致者。

方药：

鲜竹沥 30 克（兑服） 麦冬 9 克 黄芩 6 克 茯苓12 克 防风 3 克

方药解：

脾虚生湿，湿得阳气煎熬则生痰，孕妇多阳热偏亢之体，痰热互结，上扰于心肺则致烦闷。本方以竹沥泻火豁痰；麦冬滋阴降火，除烦润肺；黄芩清心肺之热以安胎；茯苓益心安神，健脾除湿，以正生痰之源；方用防风者以其辛散风湿。全方为清化热痰之法。

应用参考：

孕妇心惊胆怯，烦扰不安者，称为"子烦"。心烦不安多由火热之邪，上乘于心而起。"子烦"多表现为心肾不交或痰热内盛两种证候，其成因与孕妇的体质关系最密切。若素体阴虚，怀妊之后，阴血下聚以养胎元，肾水更乏，不足以上交心火，以致心火上炎，烦躁不安；若平素脾气虚弱，湿生痰聚，兼之育胎之体本阴弱于阳，胎火挟痰上扰于心，亦可致神烦惊惕。

竹沥汤为治疗痰火子烦的常用方剂之一。原方中防风为表散之品，虽"风可去湿"，然仍嫌其性味辛温，有碍于本方清热之功，故临床常略去不用。若火邪炽盛，而身热、烦热、口干、舌红、小便短赤、大便燥结为甚者，可选加黄连、生石膏、生山栀、知母等品，以助其清热泻火之力；若以胸闷、心悸、呕恶、眩晕、苔腻、脉滑等痰浊内阻之象为甚者，可选加橘皮、竹茹、瓜蒌、象贝等品，以增其涤痰清窍之功；若少寐、多梦、惊悸之症偏重者，可加远志、菖蒲、生龙齿，以安神定志。

北方鲜竹沥不易得，可用天竹黄，或大剂量竹茹以代之。

子痫，证属痰热蒙闭清窍者，亦可用本方加减以治之。

121. 知母饮（《简易方论》）

功效：养阴益气，泻火除烦。

主治：妊娠心脾壅热，目赤、口渴、烦闷、多惊。

方药：

知母 9 克　黄芩 9 克　麦冬 9 克　赤茯苓 12 克
黄芪 12 克　甘草 6 克　桑白皮 6 克

清水二杯，煎至一杯，再入竹沥少许，煎二三沸，
不拘时服。

方药解：

方中知母泻火补水，上清肺金，下滋肾水，除烦安
胎；黄芩清心、肺之火，除脾经湿热凉血安胎；麦门冬
润肺清心，增液止渴；赤茯苓以清热利水为长；以黄芪
补气，助肺之肃降，健脾之运化；生甘草清热和中；桑
白皮清肺泻火，行水消痰，协赤茯苓以制黄芪甘壅助热
之弊。全方配伍严谨，正邪兼顾，重主清上、中二焦之
实热，以除烦定惊。

应用参考：

《医宗金鉴》载本方以治子烦，方少桑白皮。其注
曰："孕妇别无它证，惟时时心烦者，名曰子烦，由胎
中郁热上乘于心也，宜用知母饮……热甚者加犀角；气
虚加人参；口渴加石膏煎服。"

子烦以烦躁、惊扰、夜不安寐为主要症状，其证候
表现以阴虚火旺与痰热上扰较为多见，前者为虚证或虚
中夹实证，后者为实证。本方治疗子烦，因方药照顾比
较全面，故虽于阴虚火旺最为恰当，但稍事加减化裁，
亦可用于痰热上扰之证者。如痰热证俱，可于本方去黄
芪，加瓜蒌、象贝，而增桑白皮、竹沥之量。如竹沥
缺，可用天竹黄或大剂量竹茹以代之。

本方证多不具气虚之象，故常不用黄芪。其具体加

减，可参照竹沥汤治子烦内容。

子烦而胎动不安者，可加苎麻根、莲肉。

此外，阴虚肺热之咳嗽、劳热、用本方亦恰合病机。

122. 安胎凉膈饮（《胎产秘书》）

功效：清热养阴，安胎除烦。

主治：面色微红，烦热口渴，胎动剧烈。

方药：

知母9克　麦冬9克　芦根30克　人参3克　黑山栀9克　葛根6克　葱白头3寸后下

水煎服。

方药解：

方中以知母泻火补水，止渴除烦，清热安胎；麦冬滋阴润肺，清心泻热；芦根清阳明胃热，生津止渴；栀子清三焦之火，炒黑入血分凉血安血；人参大补元气，生津血，扶正气；葛根升阳散火，生津止渴；葱白通阳和脉，消散积热。全方旨在消散上焦之热以安胎元，是正邪兼顾之方。

应用参考：

本方为安胎常用方剂之一。妊娠三个月以上，胎已成形，若见胎动下坠、腰酸、小腹胀痛，或阴道有少许出血者，称之为胎动不安或胎漏、胞漏，是小产（或称半产）的先兆。胎动不安多由母病损伤胎气而致，故安胎常从治母病入手。本方重在清心、肺、胃三经积热，且多养阴生津之品，故对于证属邪热炽于上焦，气阴已

146

遭劫灼的胎动不安，用之最为适宜，若随症稍加增损，则更胜于原方。

葱白功优于通阳，善治隔拒之证，凡邪热聚积于某部不散，从而影响气机之升降、出入者，以小量葱白通阳，不惟不助邪热，反可佐清热之品以消散积热，此为知葱白而善用葱白。若身热、多汗。无寒热隔格之象，用之则弊多而利少。临床所见以后者居多，故用本方常去葱白。

本方证为母病损及胎元，其症已见胎动，此时单从病原而治，不若标本两顾。本方在顾及胎元方面是其不足之处，故施用本方时，尤在腰腹胀坠之感颇剧，阴道已见出血者，常加黄芩、苎麻根以固胎元。

人参虽可补气生津，终为温热之品，故若不见气虚，汗出不多者，可用玄参、北沙参代之，即使气虚证具，亦当选太子参更为妥当。

本方用于心、肺、胃热扰之子烦，效亦佳。

123. 小陷胸汤（《伤寒论》）

功效：清热化痰，开结宽胸。

主治：伤寒误下，痰热互结于心下，按之则痛，苔黄腻，脉浮滑。孕妇心烦胸闷，由于痰火上扰者。

方药：

黄连 3 克　瓜蒌 12 克　制半夏 6 克

方药解：

方中黄连苦寒，清泻心火，除烦燥湿；半夏辛温，和胃化痰，降气开结；瓜蒌清化痰热，宽中利气，润燥

滑肠，三味共用，辛开苦降，痰热清，胸膈利，则诸症
自除。

应用参考：

本方适用于痰热互结于心下之小结胸证，以胃脘硬
满、拒按、苔黄腻、脉滑为的症。本方虽为结胸证而
设，但以辛开苦降为法，清化痰热以开结，远比大陷胸
汤之峻下逐水和缓得多，因此临床应用较多，只要遇痰
热有形之实邪，阻隔于胸脘，即使胎前亦可用之。举例
如下：

由痰热中阻而致的妊娠呕噁，症见胃脘胀痛、拒
按、胸闷、心悸、烦躁、便秘、舌苔黄腻、脉滑数者，
可用本方，若呕重可选加竹茹、橘皮、苏梗，便溏者以
枳壳代瓜蒌，体虚者，或曾经流产，以旋覆花代半夏。

由痰热上扰而致的子烦，症见神烦躁扰、痰多胸
闷、心悸惊惕、夜寐不宁、舌质红、苔黄腻、脉滑数
者，亦可用本方。若胸闷惊惕偏重者，加天竹黄、远
志、竹茹；若烦热偏重者，加生栀子、竹叶、灯心。体
虚或胎动者，去半夏加黄芩、莲肉。

子气　子肿　子满（妊娠肿胀）

载方6首，附方1首。以下2方未收入本节，其应
用参阅该条。

212. 胃苓汤

75. 参苓白术散

124. 天仙藤散 (《证治准绳》)

功效：行气利水。

主治：子气，妊娠三月，成胎之后，两足自脚面渐肿至腿膝，行步艰难，喘闷妨食，状似水气，甚至足趾间有黄水出。

方药：

天仙藤 12 克　香附 6 克　陈皮 6 克　乌药 6 克木瓜 6 克　炙甘草 6 克　苏叶 6 克　生姜 6 克

水煎服。

原方以前六味作散，每服 15 克，加生姜三片、苏叶五片，水煎服。肿消止药。

方药解：

方中天仙藤，其果即马兜铃，其根即青木香，故又称青木香藤，或称马兜铃藤，味苦性温，疏气活血，祛风湿，走经络，善解血中之风气，行气则运湿滞，祛风则逐湿邪，故以之为主药而治水湿停聚。方以香附、乌药疏肝顺气，解血气之郁；以苏叶宣肺气，开行水之上原；以橘皮理脾气而化痰湿；以木瓜醒脾和胃，消足胫水气；以生姜辛散水气；以炙甘草益气扶正，调和诸药。全方使三焦气化通畅，自无肿胀之患。

应用参考：

子气为妊娠水肿中较为轻浅者，其症状多表现单纯水肿，且其肿皆至膝胫以下，本由气滞而致水停，故用本方最为适宜。因本方疏肝、理脾、调气之品较多，故兼见脘闷、腹胀等脾胃失和之症者，用之亦当。

149

临症用本方可加茯苓皮淡渗水湿，以冀收效迅速；可将苏梗以代苏叶，更优于调理气机。若增白术，以健脾燥湿，益气安胎，则更为稳妥。

子气之症，由肝脾气阻，致土壅不能制水，分娩之后，气机调畅，其症自消，所以用药者，是虑其湿困脾土，水湿之患复又增剧，故用天仙藤散调气机以行水湿之邪。若其症已至全身悉肿，小便不利，则又为子肿、子满矣，此时用本方，则嫌其行气有余，而逐水不足，方药并非吻合。

125. 五皮饮（《全生指迷方》）

功效：利水消肿。

主治：面浮肢肿、小便短少，以及妊娠水肿等症。

方药：

桑白皮 12 克　茯苓皮 12 克　大腹皮 9 克　橘皮 6 克　生姜皮 6 克

原方一名五皮散，上药等分为末，每服 10 克，水煎至八分，不计时候温服。

近代多作汤剂，水煎服。

方药解：

方中桑白皮泻肺降气，肺气肃降，水道自能通调；茯苓渗湿健脾，其皮以利水消肿为长；大腹皮即槟榔之果皮，功能下气宽中，利水消肿；橘皮理气燥湿以健脾运；生姜辛温，温阳散寒，其皮善行水气。全方治在肺、脾，功在利水，以调理之药而收散泻之效，非峻下逐水之剂可比，是故体虚、胎前用之亦无妨碍。皆用皮者，以皮行皮，用治皮水之意。

应用参考：

本方为利水消肿专用之方，适用于脾虚生湿，气滞水停之证，以治疗皮水最适宜。皮水的特点是全身浮肿，按之没指，其腹胀满，不渴，无汗，脉浮。

由于本方行水消肿，既不伤肾，又不碍胎，故妇科常用于妊娠水肿。妊娠水肿多发于妊娠四五月以后，临床可分为子气、子肿、子满三类。自膝至足肿，小便如常者，属湿气为病，名曰子气；若头面遍体浮肿，小便短少者，属水气为病，名曰子肿；若遍体浮肿，腹胀而满，小便不利者，属水湿为病，名曰子满。本方适用于子肿，因其治在利水消肿，与水气为患正相吻合。

如子肿患者，舌苔白腻、大便溏薄之症明显，可于原方去桑白皮，改用白术9克，此即全生白术散，取白术健脾、安胎之功，更适于胎前病所用。

孕妇羊水过多者，每易于妊娠四五月之间，导致小产，究其原因，亦多由脾虚积湿，水气停滞所致，故可采用本方与四君子汤合用。

126. 千金鲤鱼汤（《千金要方》）

功效：健脾利水，和血养胎。

主治：妊娠水肿，遍身俱肿，胸中满闷，喘逆不安，以及水停胞中，腹大异常之症。

方药：

鲤鱼一尾（重一斤左右）　白术9克　生姜6克
白芍9克　当归9克　茯苓12克　陈皮6克

先将鲤鱼去鳞、肠，水煎煮熟，去渣取汁，入煎余药。空腹服。

方药解：

方中鲤鱼味甘性平，血肉有情之品，行水下气，为治水之良品，配伍当归、白芍和血以养胎；合用白术、茯苓健脾利水以安胎；陈皮理气燥湿；生姜通阳调中以散行水气。全方利水消肿，顾护正气，水积可去而胎气不伤，为治疗妊娠水肿之常用良方。

应用参考：

本方适用于妊娠水肿中"子肿"之症，其症以全身悉肿、小便不利为特征，自与子气不同，非天仙藤散之行气治水所能奏效。本方虽利尿消肿之功显著，然由于方中药物配伍，通利之中有茯、术健中，归、芍养阴，故并不伤及气阴，于胎气无碍。

临床用本方治疗子肿，多据孕妇体质及证候表现进行化裁。子肿之症表现为脾阳不振者较多，方中白芍偏寒，当归滑润，若其人阴血亏损之象不显著，当减量而用。如症见便溏，可径去当归；阳虚甚者，不用白芍，而加青葱 6 克、黄酒少许，一方面以之通阳，一方面也可解鱼腥之气，有利于患者受药。

羊水过多患者常表现出腹部膨胀、小便不利，与子满相类。羊水过多常可导致小产，故应治疗及时，防患于未然，本方也是治疗此症的常用方。可在施用白术散之同时，另作鲤鱼汤，配合使用，效果更佳。

附：127. 白术散（《全生指迷方》）

本方由白术、苓皮、陈皮、腹皮、姜皮、桑皮组成。可用于羊水过多。

128. 茯苓导水汤 (《医宗金鉴》)

功效：健脾理气，行水消肿。

主治：妊娠水肿，面浮一身尽肿，腹胀而满，小便短少，以及羊水过多等症。

方药：

茯苓15克　猪苓9克　白术9克　泽泻9克　橘皮6克　木香6克　木瓜6克　桑白皮9克　槟榔6克　砂仁3克　大腹皮9克　苏叶6克

上药加姜煎服。

方药解：

方中茯苓、猪苓、白术、泽泻四味合用，古方名为"四苓散"，功能健脾利水；以橘皮、木香、砂仁健脾和胃，理气散满；桑白皮配伍苏叶，一寒一温，宣肺利气，行水消肿；槟榔、腹皮实皮同用，利气行水以消胀满；木瓜合以生姜，和胃化湿，主利下注足跗之水。本方原是在五皮饮方药基础上加味而成，其利水之功尤峻，兼有消胀散满之效，故用于水肿较为严重者。

应用参考：

本方行水优于五皮饮，且兼消胀满，故适用于妊娠水肿之子满一类，其症除全身尽肿外，兼之腹胀而满，甚则喘息不得卧，是单纯妊娠水肿中，较为严重的一类。

方中槟榔利气消积之力较强，凡舌苔不垢，大便不实，或体虚、胎动不安者，则可弃之不用。苏叶辛散走表，取其行气宽中，不若取其梗入煎，则更为适宜，如皮下水多或其人畏风、无汗，则仍用苏叶，又较苏梗恰当。若其证兼有寒象，大便稀薄，可不用桑白皮，或可加干姜，与生姜并用。若其证兼有热象，口干口渴，原方可去砂仁。

《金鉴》于本方下注曰：胀甚者，加枳壳以破结；腿脚肿者，加防己以利下；湿喘者，加苦葶苈以泄上水也。可供参考。

妊娠水肿是现代医学妊娠中毒症的重要指征之一，肿及全身、腹部、外阴，若其尿量仍少者，当注意其尿蛋白与血压情况，治疗应预防子痫于未然，临症可参考有关子痫用方内容。

129. 防己饮（《妇人大全良方》）

功效：利湿热，消肿满。

主治：子肿、子满之遍身浮肿，腹胀喘促，小便不利等症。

方药：

防己 6 克　桑白皮 12 克　紫苏茎叶 6 克　赤苓 12 克　木香 6 克　生姜 6 克

水煎服。

方药解：

方中汉防己味苦性寒，足太阳经药，入膀胱通利小便，善行经络之湿，走而不守，故以之为治水肿胀满之主药，配伍赤茯苓以助利水之功而兼清湿热。方以苏叶、苏梗、木香，下气宽胀，安胎行气；以桑白皮泻肺行水；以生姜辛散水气。全方重主利水泻热，兼理气散满，妊娠水肿，兼有热象者，用之最宜。

应用参考：

本方用治子肿、子满，其泻水之力较强，故适用于肿胀较为严重者。若其人体虚，用之应慎重，胎不安者，可加白术、山药各9克；若其热象不显，大便溏薄，可再去桑白皮，赤茯苓换作白茯苓；气虚宜加黄芪皮12克。

原方下注曰，如大便不通，加槟榔、枳壳。可供参考，然体虚者，槟榔用量不可过大。

本方治肿，肿消即当更方，以四君子汤之类方剂治其本而巩固效果。

五皮饮、天仙藤散、茯苓导水汤、千金鲤鱼汤、防己饮五方皆治妊娠水肿，但功用各有所偏重。天仙藤散重在行气以消肿胀，其利水之力较逊，故适用于子气；五皮饮善消皮水，故适用于皮下水肿较重，而腹少胀满之子肿；通利小便之力以茯苓导水汤与防己饮二方最强，然茯苓导水汤健脾行气之力，优于防己饮，而防己饮清利湿热之功，扩充了自己的应用范围，二方行水、行气并重，故适用于子肿或子满；千金鲤鱼汤利水寓于健脾、养血、安胎之中，正邪兼顾，无伤胎之虞，故治疗子肿、子满，常配合它方另用，其效著而稳妥，尤为治疗羊水过多症所常用。

130. **甘姜苓术汤**（《金匮要略》）

功效：散寒祛湿。

　　主治：肾著寒湿，身重浮肿，口不渴，小便自利，腰及以下寒冷、困重、疼痛及寒湿之带下、子肿等证。

　　方药：

　　炙甘草 6 克　干姜 9 克　白术 12 克　茯苓 12 克

　　方药解：

　　此方又名肾著汤（肾着汤），甘草炙用气温，以之补气和中而守中焦；干姜辛热，温经祛寒而散湿浊；姜、草配伍，暖土补中，寓辛散于温补之中。更兼白术，甘可补脾，温可和中，苦能燥湿，伍以茯苓淡渗利水，共制湿邪。肾著之为病，是寒湿之邪，附着于肾之外府，非肾之本脏为病，故用甘草、干姜、茯苓、白术诸药之辛、温、甘、淡，以达到温健脾胃，运化水湿之目的，阳运湿去则腰痛困重自除。

　　应用参考：

　　本方是仲景为寒湿腰痛而设，邪居下焦，寒湿为患，其腰痛以困重冷痛为其特点。

　　本方与理中汤、四君子汤比较，三方均一味药物之差。四君用人参而不用姜，重在益气健脾；理中汤用人参而不用茯苓，重在温运中焦；本方用茯苓而不用人参，功在温运而渗湿，力专于祛湿邪、寒邪。

　　老人气化不利，水气不行，蓄而成实，积而生热，按之内痛，若怀温汤状，涩于小便，其名曰胞痹，可用本方酌情加减。

　　本方用于妇科，以治证属虚寒之妊娠水肿为最多，其浮肿显著者可以本方去炙草合五皮饮。若寒象不重，可将生姜易干姜。羊水过多亦可用本方，用法仿此。

寒湿带下，其带清稀无臭，治应温脾敛带，用肾着汤亦甚合机宜。

子　痫

载方 4 首，附方 1 首。以下 2 方未收入本节，其应用可参阅该条。

161. 大定风珠

120. 竹沥汤

131. 钩藤汤（《妇人大全良方》）

功效：平肝宁心。

主治：先兆子痫，或轻性子痫。

方药：

钩藤 12 克　桔梗 6 克　人参 3 克　当归 9 克　茯神 12 克　桑寄生 15 克

方药解：

本方以钩藤清心热、平肝风；桔梗宣通气血，清利头目，为诸药之舟楫，载以上浮达于病所；并以人参补气、当归养血以扶正气；茯神宁心安神；桑寄生益肾养肝，全方同义在于平肝阳、养心神，药性平和，适用于子痫轻者，或防治于未然。

应用参考：

历来在先兆子痫，或子痫的治疗中，多有以本方为基础，进行化裁者，但很少采用原方，这是因本方方义虽与该病病机相合，然仍嫌方中用药过于平淡，似于症不胜，盖由于古人设胎前方剂，选药谨慎而然。

子痫为胎前险症之一，顾名思义，子痫即妊娠痫症。临床可将此病分为两个阶段，即先兆子痫与子痫。先兆子痫尚未有痫症发作，主要表现为头晕、目眩、烦热、少寐、心悸、浮肿等症，此时若失于调治，则可发生子痫。子痫多发生于妊娠七八个月之后，或值分娩期间，来势急骤，往往会危及母体和胎儿生命，其症状表现除上述而外，烦躁不安更甚，间或突然倒仆、神志昏迷、口吐白沫、四肢抽搐，须臾自平，间隔一段时间复有发作。由于本病发作时不能自制，因此可能会给患者带来意外的伤害或生命危险，故虽然子痫常常在分娩后自愈，但决不可忽视该病的治疗。

发生子痫的主要病机大致有三个方面，其一为阴虚阳亢；其二为心肝风热；其三为痰热蒙闭心窍。前二者常又互相影响。本方主要用于以肝阳亢盛、心火内炽、风火相煽为主要证候者，然原方虽具平肝宁心之功，但在清热、护阴方面仍嫌不足，故《妇人良方》也在本方之后，注有"烦热加石膏"之语。

若痫症已有发生，应用本方可去人参、当归，而根据具体情况选加育阴、潜阳、清热、熄风之品，举例如下：

如面赤、烦热、舌绛、脉数等热象显著者，可加黄连、黄芩、丹皮。

如头痛、眩晕、耳鸣、肢麻等肝阳上亢之象明显者，可加菊花、僵蚕、石决明、紫贝齿。

如心悸、少寐、烦躁等心神不宁之象显著者，可加麦冬、远志、石菖蒲、玄参。

如见浮肿，可加泽泻、茯苓皮。

如头目昏重、发作频繁，是兼有痰热蒙闭心窍，可加天竹黄、陈胆星。

子痫最主要病机在于心肝火炎，治疗中羚羊角为备急之药，投之效如桴鼓，不可不识。

因本病甚者可危及母子生命，故在治疗中只要辨证准确，有些妊娠慎用、禁用之金石药、虫类药，必要时亦应施用。若药物治疗未能缓解，可以考虑中止妊娠。

132. 平肝散（钱伯煊自订方）

功效：平肝泻火。

主治：先兆子痫，或轻型子痫属肝阳上亢者。

方药：

黄芩9克　夏枯草9克　炒牛膝9克　白薇9克
当归9克　菊花9克

水煎服。或共为细末，每服6至9克，每日三服。

方药解：

本方以黄芩、夏枯草清泻肝火；以白薇、当归滋阴养血以缓肝脏刚燥之性；以菊花滋阴养肝，疏散风热；本方证下虚上实，故用牛膝下行阴血，以补肝肾。全方重主清泻肝火。

应用参考：

本方亦用于子痫，较之钩藤汤，本方清肝降火之力尤强，故适用于肝阳亢越，内风蠢动之证，作汤亦可，先兆子痫或以石决明代牛膝，症重者但用牛膝无妨，以

159

本症多发妊娠后期且势急之故。子痫可作汤加服羚羊琥珀散。

133. 羚羊琥珀散（钱伯煊自订方）

功效：平肝定痉，熄风宁心。

主治：子痫，证属心肝风热者，妊娠后期，或分娩期间，猝然头痛剧烈，耳鸣眩晕，吊睛抽搐，牙关紧闭，遂致昏迷，少顷平复，继后复作。

方药：

羚羊角　琥珀　天竹黄　天麻　蝉蜕　地龙

上药等份，共研细末和匀，每服 1.5 至 3 克，每日一至四次，或发作时急用。

方药解：

方中羚羊角为清肝要药，酸苦性寒，平肝泻火，主痉、痫、狂越，凡肝热急症，必用本品，故以之为主药；琥珀甘平，入心肝血分，安神镇惊，散瘀利水；天麻平肝息风，疗眩晕、痉挛最善；地龙咸寒，清热止痉，通络利尿；天竹黄甘寒，清心热而豁痰开窍，泻肝火而去风定惊；蝉蜕凉散风热，平肝熄风。全方六味，皆指心、肝而发，皆疗痉、痫为用，功力专一而效捷。

应用参考：

子痫危症以心肝风热者最多见，临床应用本散剂，常可使危急病情渐趋缓和。

本方用法如下：

先兆子痫，西医属轻度或中度妊娠中毒症范围，高血压、水肿、蛋白尿常单见或兼见，本方降压效果相当好，且具利尿之功，故早期用之，可使病情不致急剧发展，常以钩藤汤为主方加减，早晚各冲服本散剂1.5克即可。

若子痫已经发生，多是心肝热极，风火交炽之证，仍进镇肝熄风，清心降火之法，可用钩藤汤与竹沥汤合方加减，加服本散剂，每服3克，昼夜四服。昏迷甚者，至宝丹、安宫牛黄丸等，皆可酌情急投。如体质较弱，汤剂宜改育阴潜阳之法，可以大定风珠等方为主加减，丸散同前。

子痫发作，症情危急，不能进药之际，可取至宝丹一粒、本散3克，开水化开，立即鼻饲。

134. **万氏牛黄清心丸（《痘疹世医心法》）**

功效：清热解毒，开窍安神。

主治：温毒邪热，逆传心包，神昏谵语，烦躁失眠，以及妊娠子痫亦可用之。

方药：

牛黄1.5克　黄连30克　黄芩18克　生山栀18克　郁金12克　朱砂9克

上药共为细末，和匀，用麦粉21克打浆为丸，每丸重3克，每服一丸，开水或灯心汤送下。

方药解：

本方以牛黄清热解毒，息风定惊，开窍豁痰，为本方之主药。黄芩、黄连、生山栀清泻心肝三焦实火，以郁金调气开郁，以朱砂镇心、定惊、安神。全方为泻火镇心而设。

附：135. 局方牛黄清心丸（《和剂局方》）

本方以牛黄、羚羊角、犀角、麝香、冰片、腰黄、黄芩、蒲黄、麦冬等药为主，共 29 味药组成，以粳米粉打浆为丸，金箔为衣，每丸重 6 克，每服一丸，开水调服。

局方牛黄清心丸功能清心开窍，凉肝镇痉，可用于时邪温毒内陷心包，逼动肝风，而见热炽神昏、狂躁谵语、抽搐痉厥。子痫重症亦可作应急之用。

应用参考：

二方功效类近，而侧重稍异，万氏牛黄丸以清热解毒为优，多用于口舌糜烂、诸痛疮疡、烦躁惊悸等症，若用于开窍、定痉，常与清营、凉肝、化痰之汤剂配合使用。

局方清心丸为凉开要方，以镇心、凉肝、开窍、定痉为胜，多用于热闭神昏、谵妄惊厥等危重急症。

在妇科范围内，二方用于子痫较多，先兆子痫及轻型子痫，证属心火炽盛者，可用万氏牛黄清心丸；若属重型子痫，尤在发作之时，必用局方牛黄清心丸，方可望收效，若证属阴虚阳亢者，可与大定风珠配合应用，证属心肝火热，可配合钩藤汤使用。

局方牛黄清心丸中，多有妊娠禁忌之品，诸如芳香、重镇类药物，然子痫重症常危及母子生命，为胎前险症之一，故危急之时，当用则用，不可优柔寡断，凡用药物治疗无效，仍时时发作者，应当考虑中止妊娠，一般来说妊娠中止后，其痫自愈。

局方清心丸为寒凉重剂，非常用之品，多服则耗气伤阳，易生它变。

用牛黄清心丸亦常常不能得心应手，其原因往往是由于医者拟用局方清心丸，而患者所购却为万氏牛黄丸，多是因局方牛黄清心丸昂贵而不易得的缘故。凡牛黄丸制剂采用人工牛黄者，其效力亦逊。

保胎 安胎 养胎

载方5首，附方1首。以下诸方未收入本节，其应用可参阅该条。

136. 泰山盘石散（《景岳全书》）

功效：益气养血，固摄胎元。

主治：妇人气血两虚，或肥而不实，或瘦而血热，或肝脾素亏，倦怠少食，屡致堕胎。

方药：

人参3克　黄芪12克　熟地12克　白芍9克　当归9克　川芎3克　黄芩6克　续断12克　砂仁3克

糯米6克　甘草6克　白术9克

水煎服。

方药解：

本方以人参、黄芪大补元气；以四物汤养血和血。在气血双补的基础上配伍诸安胎之品，方中黄芩清血分热，止血安胎；白术益气健脾，和中安胎；砂仁温脾调气，和中安胎；糯米补脾固肺，益气安胎；续断补肝强肾，固冲安胎。方以甘草调和诸药，参、芪之温，以黄芩之寒缓之；地、芍之滞，以白术、砂仁健脾强胃行之；归、芎之活血，以糯米、续断固敛之。全方补气血以固胎元。

应用参考：

本方为保胎之常用方剂，最多用于滑胎者。胎元不固，以致流产，在三个月以内，尚未成形，谓之堕胎（四个月以外，谓之小产或半产），若屡妊屡堕则谓之滑胎，又称习惯性流产。其用法，但觉有孕，每隔三五日进一服，至四月后方保无虑，更宜戒恼怒、房欲，并酒、醋、辛热之物。尤其在前次堕胎月份，应特别注意调治、护养，滑胎多发生于此时。堕胎主要是因气血失调，冲任失摄所致，本方正为调补气血，固摄胎元之法，故多用之。

原方后加减法，觉有热者倍黄芩，减砂仁；觉胃弱者多用砂仁，少加黄芩。

本方虽以补气养血为法，方中参、芪、四物等辈，亦非不可更动，调理气血同样应当重视，故临症可根据具体症情，灵活化裁。若气虚之象不甚者，可用党参数倍量以代人参；易于滑胎月份，则可去当归、川芎，而加山药、苎麻根；口渴便秘者，可用生地换熟地，去砂仁、黄芪，而加北沙参、知母、麦冬；噁心纳呆者，可去黄芪、地黄、甘草，而加橘皮、竹茹、扁豆；腹痛者，去黄芪、地黄，而加苏梗、木香；便溏泻者，去当归、地黄，而加山药、扁豆。

《金匮要略》谓妇人妊娠宜常服当归散，方由当归、芍药、芎䓖、黄芩、白术组成。而朱丹溪又用黄芩、白术，以治胎热不安。是故后世医家多推崇芩、术安胎之功，甚至视为胎前必用之品。实则保胎、安胎亦当以辨证论治为原则，绝非某几味固定药物所能统治，张景岳在《妇人规》中论及此弊曰："凡妊娠胎气不安者，证本非一，治亦不同。盖胎气不安，必有所因，或虚，或实，或寒，或热，皆能为胎气之病，去其所病便是安胎之法，故安胎之方不可执，亦不可泥其月数，但当随证随经，因其病而药之，乃为至善。若谓白术、黄芩乃安胎之圣药，执而用之，鲜不误矣。"由此可见本方之中黄芩、白术亦应因证而发，有的放矢，虚而无热者，黄芩亦常不采用。

附：137. 十圣散（《大生要旨》）

本方即泰山盘石散减黄芩、糯米而成。功用与泰山盘石散相同，亦为习惯性流产所常用，尤适于但气血虚损而无胎热者。此是与泰山盘石散稍异之处，如反见腹中寒痛，可加艾叶以温之，其余用法可参考泰山盘石散条。

本方与泰山盘石散二方不惟用于保胎，即养胎、安胎亦可应用。养胎是针对胎儿不长的治疗；安胎是针对四个月以上，胎动不安欲将小产的治疗，但都不及治疗堕胎、习惯性流产多用。

胎儿不长，或生长缓慢，多由胎元缺乏母血荣养，若母体气血充足自无此患，故可用十圣散合千金保孕丸（杜仲、川断、山药），益气血，助胎元，若体瘦有热，则用黄芩少许。

胎动不安因于气血虚损者，亦可与千金保孕丸合方而用，常去当归、川芎。

138. 千金保孕丸（《千金要方》）

功效：益肾补脾，固摄胎元。

主治：妇人妊娠，腰背酸楚，惯于小产，常服固胎。或胎动不安、先兆流产证属脾肾不足者。

方药：

杜仲12克　续断12克　山药12克

水煎服。

原方以前二味为末，山药煮糊和丸。

方药解：

方中以杜仲、续断补益肝肾，固摄下元；山药补脾益肾。胎系于肾，肾强则胎能巩固，自无下堕之患。

应用参考：

本方药简力专，为安胎、保胎、养胎所常用，适用于肾虚或脾肾两虚之胎元不固而致的胎动不安、胎漏等症，胎萎不长亦或用之。其见症以腰背酸痛为特征。

166

方中杜仲若缺乏，则以桑寄生 15 克代之；腰痛甚，可加狗脊 12 克；如兼带浊，可再加沙苑子 12 克。

因本方药物简单，专于益肾固胎，故常与它方合用，使方药更适应于临床见证。如用以养胎，胎儿生长缓慢或胎萎不长，虽由母体气血不足以供奉胎儿所致，然肾气虚衰以致任脉失养亦是影响胎儿生长的原因，所以用四君子补气健脾或用十圣散气血双补，壮生化、充荣养的同时，常加配本方同时投用。又如用以安胎，凡肝肾素虚或房劳伤肾而致的胎动不安、阴道见红、欲将小产者，可与寿胎丸（菟丝子、桑寄生、川断、阿胶）或安胎饮（苎麻根、莲肉、糯米）合方应用，以加强止血、固摄之功力。

《本草求真》言"杜仲、牛膝、续断等药，引血下行，在肾经虚寒者，固可用此温补以固胎元，若气陷不升，血随气脱，而胎不固者，用此则气益陷不升，其血必致愈脱无已。"可见本方适用于肾虚之胎动，若属气虚、胎热等证，则非所宜。因此用本方多以腰背酸楚等肾虚见症为根据。

139. 寿胎丸（《医学衷中参西录》）

功效：补肾固胎。

主治：滑胎。习惯流产者，于受妊两个月后，徐服一料，可防其流产。

方药：

炒菟丝子 120 克　　桑寄生 60 克　　川断 60 克　　阿胶 60 克

前三味为细末，水化阿胶和为丸，每服 20 丸，计 6 克，开水下，日二服。

作汤剂，可取上量五分之一。阿胶宜烊化。日一剂，早晚各服一煎。

方药解：

方中菟丝子、桑寄生、川断皆是补益肝肾要药。菟丝子益精髓而涩精气，壮胎元以安胎，故本方用为主药；桑寄生养血安胎；川断固冲安胎，三味同用，使肾气旺盛，精血充沛，自能荫胎。再兼阿胶补血、止血，最善安血脉，养胎、保胎，以之为丸，助三味肾药之功。全方安胎、保胎，意在于胎元，而不在于母体，此正是张锡纯设本方之深义也。

应用参考：

原方加减，气虚者加人参 60 克；大气陷者加生黄芪 90 克；食少者加炒白术 60 克；凉者加炒补骨脂 60 克；热者加生地 60 克。

张锡纯谓："保胎所用之药，当注重于胎，以变化胎之性情气质，使之善吸其母之气化以自养，自无流产之虞……或流产，或不流产，不尽关于妊妇身体之强弱，实兼视所受之胎善吸取其母之气化否也。由斯而论，愚于千百味药中，得一最善治流产之药，乃菟丝子是也。"此皆由留心观察、临床用药经验而来，很有参考和进一步思索的价值。

张氏又谓："此方乃思患预防之法，非救急之法。若胎气已动，或至下血者，又另有急救之方。"验之临床，对于胎已动、甚至见红者，本方亦有较好的安胎效果。唯因于胎热者不用。

本方与千金保孕丸比较，皆为补肾固胎之良剂，千金保孕丸兼顾脾虚，其药物组成不腻、不热，较本方更平和，但补精养血之力不及本方。本方补益止血之功长于千金保孕丸，而药性偏于温热，且方中阿胶之质易碍胃纳，故用本方作汤剂，宜加炒白术，不必非待食少而后用之。二方虽皆为保胎而设，实则临床安胎亦用，安胎多做汤剂，合于它方之中。

140. 安胎饮（验方）

功效：清热安胎。

主治：胞脉蕴热之胎动不安，或习惯性流产。

方药：

苎麻根 12 克　莲肉 12 克　糯米 12 克

清水煎，去麻，每早连汤服一次，但服汤亦可。

方药解：

本方以苎麻根养阴清热，使蕴热从小便而出；莲肉益心、健脾、固肾以收敛精气；糯米补脾肺，益气固胎。全方以粥代药，清郁热而摄胎元。

169

应用参考：

本方以甘寒清泻蕴热，虽寒而不伤津气，且以谷类为养，故方寓祛邪之义，而实无伤正之弊，是清补摄胎之良方。原方后注曰："平时无小产之患者，服之亦妙。"如热盛者合黄芩、白术；如见腰背酸痛较甚者，可与千金保孕丸合方用；如阴道见血者，可与寿胎丸合方应用。

141. 当归散 (《金匮要略》)

功效：和血脉，除胎热。

主治：孕妇血虚有热而致胎动不安。

方药：

当归　黄芩　白芍　川芎各一斤　白术半斤

上五味为细末，每服 6 克，日二服。

方药解：

方以白芍、当归养血和血；川芎行血中之气，伍归、芍调和血脉；白术健脾益气；黄芩清热安胎。五味合用，使胞胎得养，胎热可除，故有安胎之功。

应用参考：

《金匮》本方后载："妊娠常服即易产，胎无疾苦，产后百病悉主之。"按孕妇无病不必用药，本方适于阴血素虚，瘦弱多热者常服。胎动不安者用本方可去川芎，加苎麻根。

丹溪以本方悟出黄芩、白术为安胎圣药，实亦应据证而发，临症不必拘泥此论。胎动不安单纯因胎热而动者远不如肾虚或气血虚多见，故本方用以安胎，不及千金保孕、十圣等方多用。

《 顺产　催生　下死胎（下胞衣）》

载方 5 首。以下 4 方未收入本节，其应用可参阅该条。

9. 香桂散

150. 妇科回生丹

61. 泽兰汤

151. 生化汤

142. **保产无忧方（《傅青主产后编》）**

功效：保胎顺产。

主治：胎动不安，胎位不正及难产等症。

方药：

当归 6 克　川芎 6 克　荆芥穗 3 克　艾叶 3 克　枳壳 3 克　黄芪 3 克　菟丝子 6 克　羌活 1.5 克　厚朴 3 克　川贝 3 克　白芍 6 克　甘草 1.5 克　生姜 3 克

水煎服。

方药解：

方中以当归、川芎、白芍养血活血；枳壳、厚朴理气解郁；生姜、芥穗、羌活温散湿滞；黄芪益气以助诸滞之运；菟丝子、艾叶温肾暖宫；川贝润胎顺产；甘草调和诸药，全方主以通脉行滞为法，故有达生之效。

应用参考：

本方组成较为繁乱，然流传较广，多迷信其保胎之功，甚或无病亦服。然程钟龄以"撑法"赅其方义，张山雷谓"此方终是催生妙剂，必非安胎良方。"其临床应用范围可知矣。

143. **芎归汤（《医宗金鉴》）**

功效：和血调气。

主治：月经量少色褐，下腹作痛，妊娠伤胎，胞衣不下，产后恶露不多等症。

方药：

当归 12 克　川芎 6 克

方药解：

此方以当归、川芎二味立方，又名佛手散，当归甘辛苦温，入心肝脾三经，为血中气药，功能补血活血、润燥滑肠，归头治上，活血而上行，其身养血而守中，其尾破血而下行，全用则养血、活血而统治上、中、下。川芎辛温升浮，入心包与肝二经，亦为血中气药，升清阳而开诸郁，润肝燥而温肝虚，补血去瘀，行气搜风。归、芎二味同用，有相得益彰之功，补而不滞，温而不燥，凡血虚而有气瘀互阻者，可用此方。

应用参考：

本方二味为四物汤之重要组成部分，四物中地、芍主静，重在养血；归、芎主动，重在理血。用此归、芎二味单独立方者，意即在于此。

因归、芎调气、活血、养血功兼于一身，皆为血中之气药，故其方虽主动而不峻烈，对于胎前、产后气血呆滞之疾亦能适用。

本方单用者少，而配伍于它方之中最常见，如安胎、顺产之保产无忧散、催生之加味芎归汤（一名龟壳汤，开骨散）、产后逐瘀之生化汤等等，归、芎二味在诸方的方义中，均有着明显的代表性。

若因扑伤、血热之胎动不安者，喜静而恶动，则无需用芎归汤和血调气，不可配用本方。又当归质润滑肠，故大便溏薄者当忌。

144. 开骨散（《证治准绳》）

功效：养阴行血，催生滑胎。

主治：气血滞行，交骨不开而致的难产不下。

方药：

当归 15 克　　川芎 6 克　　炙龟板 30 克　　血余 9 克

水煎服。

方药解：

方中当归、川芎皆血中气药，行气和血以通滞涩，且具养血之功，当归滑润，川芎香窜，二药配伍相得益彰，可树养血滑胎之功。龟板甘咸滋肾健骨，重潜浮阳，通任脉，破癥瘕，滋中有行，血滞难产用之最宜，选用自死败龟为佳。血余即人发，止血散瘀，滋养肝肾。全方养阴补血，行气化瘀，通利下窍，故可催生、滑胎。

附　注：

原方作"梳发一团"，《金鉴》作"妇人发一团"，今皆用血余炭。血余炭制法，先将人发碱水洗净，晒干，放瓷钵内，以泥封固，勿使气泄，盖上置米数粒，以文武火煅烧瓷钵，至米现焦黄为度，待冷取出，退净火气，研末用。血余炭较之原发，杂质垢腻尽去，而药性独存，其炭质易于入药。

应用参考：

本方在滋养阴血的基础上，行气血之滞，以导胎下行娩出，故对于产妇来说，并无损伤气血之弊端。与兔脑丸比较，在扶正方面是其所长，然下胎之力终不如兔脑丸，是故用本方催生、下死胎，常与兔脑丸合用，尤其是对于胎儿滞涩时间较长，羊水已破的危急症情。

再者，气血行滞，多有气虚疲惫的情况相兼。产妇素体虚弱，产时努力伤气，气虚无力送胎达下，此时应合以独参汤，以人参9克浓煎，兑入本方汤药之内，研化兔脑丸1克，调服。四小时之后，仍难于分娩者，继续补服一剂。

杨子建《十产论》曰："催产者，言妇人欲产，浆破血下，脐腹作阵疼痛极甚，腰重，谷道挺进，已见是正产之候，但儿却未生，即可服药以催之。或有经及数日，产母困苦，已分明见得是正产之候，但儿子难生，亦可服药以助产母之正气，令儿速得下生。"可见催产治疗，无论"服药以催之"，还是"服药以助产母之正气"，必以见"正产之候"为前提。如用催产之剂，而先于正产之机，则不惟不能催生，还会给产妇造成很大的危险及痛苦。故医者当详辨"试胎"、"弄胎"与正产之区别，应遵古训嘱产妇，一睡、二忍痛、三慢临盆。

此外，产道异常、胎位不正、胎儿过大等，非因气血因素而致的滞产，决非药物所能成效，不可用催产之剂。

祖国医学的产科形成很早，积累着丰富的经验，但受历史条件所限，亦有很多不足之处，故西医产科传入后，多已不用，但一些成方、便法，配合使用，或条件较差地区应一时之急，仍有一定的意义。

145. 平胃散加朴硝方（《医宗金鉴》）

功效：健脾和胃，通下导滞。

主治：胎死腹中，停滞不下。

方药：

苍术 6 克　厚朴 6 克　橘皮 6 克　炙甘草 6 克　朴硝 6 克（烊化）

酒、水各半，煎至八分，入朴硝再煎三五沸，温服。

方药解：

盖煮炼盐硝，沉凝底部成块者为朴硝；结于表面，其细者为芒硝，粗如齿者为马牙硝；置风日中，消尽水气轻白如粉者为风化硝。其泻下荡涤之力，以朴硝为最，风化硝最缓。

方用朴硝辛咸气寒，入胃与大肠、三焦经，软坚清降，逐六府积聚、结瘕留癖，府通气畅，自无死胎停滞之理；以苍术醒脾健运、厚朴宽中下气、陈皮理气和胃、炙甘草益气缓中，四味共用，使脾气升运，胃气和降，气机通调，而后则朴硝大泻达下之功得气运之助，脾胃亦少累攻伐之苦矣。

应用参考：

胎死腹中，可发生于妊娠，亦可发生于临产，如妊娠期间觉胎儿发育停滞，当究其是胎死，还是胎萎不长。胎萎不长常发生于母体气血亏损、虚弱者，一般无阴道血性液体流出，且仔细体验，虽胎儿与月份不符，仍有缓慢增长，可有微弱胎动现象，其脉虽细仍有滑象；胎死腹中者，绝无胎动现象，反见胎缩小，阴道常可有血样物流出，或有口臭、呕噁等症象，其脉多涩，其舌多暗。二者当详辨。

175

《圣济总录》云：子死腹中，危于胎之未下。可见死胎娩出早晚，直接关乎孕妇的健康。下死胎之方，应因证制宜，吴瑭《解产难·下死胎不可拘执论》曰："死胎不下，不可拘执成方而悉用通法，当求其不下之故，参之临时所现之证若何，补偏救弊，而胎自下也。"

本方适用于母体壮实，因气机不畅而致死胎不能娩出者。若其人体虚，可用芎归汤或开骨散，虚甚者亦可以人参、地、芍等品为其先导，不必拘泥其有壅遏之虞。若因于瘀而胎滞者本方欠当。

146. 兔脑丸（《证治准绳》）

功效：行滞下胎。

主治：难产，或胎死腹中，停滞不下。

方药：

兔脑（腊月者，去皮膜，研膏） 麝香3克 母丁香3克 制乳香7.5克

各取净末，用活劈兔脑一个，打烂，合为丸，丸重一克，蜡壳封固，每服一丸，开水送下。

方药解：

方中兔脑为兔髓之精，性善滑胎，是妇人催生之要品，须腊月取活兔用之始验。麝香辛温香窜，通诸窍，内透骨髓，外达皮毛，功能催生下胎。母丁香一名鸡舌香，为成熟丁香果实，较之公丁香，二者功效相同，而效力更强，功能温中降逆，温肾助阳。乳香活血调气，行瘀止痛。全方用兔脑之滑利；麝香之香窜；丁香之下达；乳香之逐瘀，共建行滞下胎之功。

应用参考：

本方一名催生丹。专用于催生、下胎。

以之催生，破水后，温水下即产。

本方为权宜之方，专于治标，单用必孕妇体质强壮者方适合。凡催生、或下死胎等治法，皆势在必行，不下则将生它变，故若遇体质虚弱者，可配合益气养血等药物作汤，送服本丸，临症可根据证情，选用四物、八珍等方。

本方药物皆走窜、通利之品，须知必用方用，决不可滥施，即使必用亦当掌握好用量。

本方不宜作汤剂。

177

产后诸病类

《 概　说 》

　　严用和曰："产后则扶虚、消瘀，此其要也。"概括了产后妇女多虚、多瘀的体质特点。此皆由产妇分娩之时，不可避免的产创及出血所致，因此，召聚阴血、恢复胞宫，是产后调养或调治的两大需要。

　　由于阴血之遽去，去多者或可导致气随血脱、阴虚阳浮、津液枯燥、六淫易于乘虚袭入。因于恶露排出不畅，瘀阻胞宫，或可导致败血上冲、血不归经、新血不生、气血交阻、气机失调。产后病的证候表现，常常反映着上述某些病机特点。

　　从外因方面讲，气血亏损，六脉空虚，风、寒、暑、湿、燥、火皆易于侵入，此实邪不及时治疗，乘虚羸之体传变最速，故又不可死守补虚、消瘀之法，坐观变生，所以产后病在治疗上，除病势危急，须先救其闭、脱、痉、厥的情况而外，应当注意扶正与攻邪不能偏一端，吴鞠通谓："手下所治系实证，目中、心中、意中注定是产后。"即示此意也。

　　本编分为产后郁冒、产后血崩、恶露不畅（恶露不断）、产后发痉、产后腹痛、产后发热、产后多汗、产后筋骨痛、产后大便难、乳疾（乳汁不通、乳少、乳汁自流、回乳方），共十节分述众方。

产后血晕（郁冒）

载方4首。以下诸方未收入本节内，其应用可参阅该条。

69. 独参汤

70. 参附汤

71. 生脉散

169. 荆芥散

170. 当归散

195. 小柴胡汤

151. 加味生化汤

152. 加参生化汤

42. 琥珀散

产后血崩

参阅以下诸方。

69. 独参汤

71. 生脉散

154. 生血止崩汤

35. 胶红饮

147. 白薇汤（《普济本事方》）

功效：补气血，退虚热。

主治：因阴血不足而致的产后郁冒，或产后烦热等症。

方药：

白薇 12 克　当归 12 克　人参 6 克　甘草 3 克

水煎服。

原方作粗末，水煎服，每服 15 克。

方药解：

方中白薇苦咸而寒，入肝、胃二经，功能清热凉血，《本经》载"主暴中风，身热肢满，忽忽不知人"。配伍当归养血和血。人参补气生津，甘草益气和中，气旺则血生，阳生则阴长。本方以白薇为主，清血分之热，兼之参、归、草益气养血，阴阳调和则郁冒自愈；阴血回复则烦热自除。

应用参考：

本方不独为产后而设，原论曰："人平居无疾苦，忽如死人，身不动摇，默默不知人，目闭不能开，口噤不能言，或微知人，恶闻人声，但如眩冒，移时方瘥。此由已汗过多，血少气并于血，阳独上而不下，气壅塞而不行，故身如死，气过血还，阴阳复通，故移时方瘥，名曰郁冒，亦名血厥，妇人多有之，宜白薇汤。"

郁冒为古病名，是指心胸烦闷、头目昏昧，甚则神昏不知人的症状表现。《内经》讨论运气时，曾提及此病症，《至真要大论》述少阴之复所见症中有"暴喑心痛，郁冒不知人"；《气交变大论》述岁火不及之病变中有"郁冒朦昧，心痛暴喑"。仲景论新产三病，谓"一者病痉；二者病郁冒；三者大便难"。可见郁冒之病，于产后较为多见。

产后郁冒，后世多称之为产后血晕，轻者眩冒，重者昏不知人。有人因见古人为产后郁冒所设方剂多简而轻，以为二者并非一病，或认为轻者为郁冒，重者为血晕，其说皆非。《内经》本谓"郁冒不知人"；而《妇人良方》云，血晕因下血多者，"昏而烦乱而已"，可见前人并未以症之轻重而分别之。郁冒之病机，原在于阴阳失调，孤阳上越，但其病之由起，有因于虚者，有因于瘀者，有因于风者，各不相同，故小柴胡汤之和；夺命散之破；清魂散之散；白薇汤之清，虽药简剂轻，然皆治其病本，以使阴阳和调，至于当昏不知人之时，用独参汤等应急一时，待苏醒之后，仍当以上方调之，此正前人因证设方之妙处。

关于产后血晕治法，可参阅"夺命散"条内容。

白薇汤用于产后血晕，适合于但虚无邪，症以昏眩、烦热为苦者。若烦热重，以太子参代人参，白薇用量应大于当归。

产后发热，因于阴血不足者，用本方亦佳，可酌加白芍、黑豆、生牡蛎等品。

只要病、证吻合，用本方不必拘泥于产后。

148. 夺命散（《妇人大全良方》）

功效：活血祛瘀。

主治：产后血晕，语言颠倒，健忘失志，以及产后百病。

方药：

血竭　没药等分

上药研为细末，每服 6 克，才产下即用童便、好黄酒各半盏，煎至一二沸，调下。良久再服。

181

方药解：

方中没药苦平，入十二经，散结气，通滞血；血竭甘咸色赤，入血分，散瘀生新，定痛生肌。二药合用有去瘀生新之功，产后用此方，可以防止瘀血上攻，其效力较速，唯血虚脱证慎之。

应用参考：

产后血晕大致可分三种情况，其一为虚脱，产后大失血，气随血脱而见四肢厥逆、神志昏迷等症，此时不必究其有瘀、无瘀，当急煎独参汤，或参附汤，补气回阳以救虚脱之险证；其二，产后恶露不下，而见腹痛拒按、心胸急满、头痛、头晕、泛恶，或忽然昏厥，此为瘀血上攻之证，急当行血逐瘀，引血下行，可用夺命散，或以桃仁、益母草、川牛膝、童便煎汤送服。以上两种情况，往往发生在方产之后，其势急者，应先考虑使患者复苏，如配合针灸、醋淬、通关等多种办法。其三，产后体虚易感风寒之邪，致阴阳失调，血虚于下，邪实于上，孤阳上浮，故头常汗出、眩晕、噁闷，其甚者亦偶见昏不知人，此即仲景所谓之新产郁冒，其调治之法，无非扶正祛邪，祛邪有二途，若头汗出，噁闷重，则和解，小柴胡汤主之；若头目昏晕重则疏风，清魂散主之，遇昏不知人，救同上诸法。

夺命散方简而力专，活血祛瘀之力较强，凡遇瘀阻之象重者，可配合于主方之中，发挥其祛瘀力专的特点，应用范围亦不局限于产后、妇科。

149. 清魂散（《济生方》）
功效：清利头目，益气养血。

主治：产后恶露已尽，气血两亏，忽昏不知人，或神昏目眩，即产后血晕。

方药：

荆芥穗 12 克　川芎 6 克　泽兰叶 3 克　人参 3 克
炙甘草 2 克

上药共为细末，每服 6 克，沸汤、温酒各半盅调服。

方药解：

荆芥入肝经气分，兼行血分，轻宣表散，清利头目，祛风理血，主治产后血晕；泽兰入手、足太阴、厥阴，温行血脉，通九窍；川芎入手足厥阴，乃血中气药，升清阳而开诸郁，润肝燥而补肝虚，上行头目，下行血海，祛瘀补血，行气搜风；人参补元气，生阴血；甘草益气和中，调和诸药。全方配伍补气理血，轻宣开窍，故产后血晕用之最宜。

183

应用参考：

方书多载本方用于产后恶露已尽，气血虚弱，又感风邪，忽昏晕不知人。此属正虚邪实之产后血晕，故本方必须以荆芥穗为主，其剂量应数倍于它药，因荆芥最善散血中之风。方中以参、草扶正，而配伍泽兰、川芎，正突出了产后病用药不宜壅滞的原则，使补中有行，用之无恋邪、留瘀之弊。用此方者识此二端，是从方中识其法也。

若病情严重，应兼以醋炭熏法，以炭烧红，用醋浇之，置于产妇近旁，盖酸能入肝，使其虚阳自敛。此法虽已不多用，但并非无稽之谈。

若如方书所载，患者已昏不知人，而单独施用本方，则无论因虚、因瘀、因风，未免杯水车薪，恐药不胜病，应配合针灸、通关等治法，改为汤剂以进。

本方用于经期，或产后外感风寒，以头目昏眩为苦者，则正合机宜。

凡恶露未尽，而用本方者，常再加化瘀之品佐之，如当归、延胡索、童便等。

150. 妇科回生丹（《验方》）

功效：行气导滞，化瘀消癥。

主治：难产，产后恶露不行，瘀阻血晕，胞衣不下，气血凝滞，结为癥块等证。

方药：

人参 30 克　白术 12 克　茯苓 30 克　炙甘草 15 克熟地 30 克　当归 30 克　川芎 30 克　白芍 15 克　山萸肉 15 克　木瓜 15 克　苏木 90 克　香附 30 克　延胡索 30 克　木香 12 克　橘皮 15 克　苍术 30 克　五灵脂 15 克　益母草 90 克　制没药 6 克　地榆 15 克　秋葵子 9 克　牛膝 15 克　红花 90 克　桃仁 30 克　乌药 75 克羌活 15 克　良姜 12 克　青皮 9 克　蒲黄 30 克　三棱 15 克　制乳香 6 克　大黄 300 克　黑豆 900 克　马鞭草 15 克

上药为末，炼蜜为丸，丸重 6 克，每服一丸，开水化服。

方药解：

本方以四君补气，四物养血；以黑豆、山萸肉滋肝益肾。以香附、延胡索行血中气滞；以青皮、乌药行气

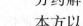

中血滞。三棱、桃仁、红花、苏木、马鞭草破血行瘀；乳香、没药活血舒筋；蒲黄、五灵脂化瘀止痛。以橘皮、木香、苍术、木瓜醒脾和胃，方用良姜散寒止痛；用地榆清血分燥热。秋葵子滑利阴窍，牛膝引诸药入血分而下行。方中重用大黄以消有形之积滞。益母草祛瘀生新，羌活通痹止痛，散血中之风。全方攻多补少，为消中兼补之法。

应用参考：

本方为妇科常用成药，与《景岳全书》之妇科回生丹用药、功效大同小异。方中补消并施，寒温兼用，但专重于温、消。凡气滞血瘀之证皆可用之。原方后所载用法，录于下供参考。

产母病热，子死腹中，用车前子3克，煎汤，送服一丸，多至三丸。若下血太早，子死腹中，用台参或人参9克和车前子3克煎服，或用陈酒和车前子服，立下。

胎衣不下，用炒盐泡汤，服一丸或二丸、三丸，立下。

产后血晕，用薄荷汤送服一丸，即愈。

产后三日，血气未定，还走五脏，奔入肝经，血晕眼花，以滚水送服一丸，即愈。

产后败血走注五脏，停留四肢，化为浮肿，口渴肢冷，开水送服一丸，即愈。

产后败血热极，中心烦躁，言语癫狂，如见鬼神，非风邪也，滚水送服一丸，即愈。

产后败血流注心孔，失音不语，用甘菊花9克、桔梗 2 克，煎汤，送服一丸，即愈。

产后未满月，误食酸、寒、坚、硬等物，与物相搏，流入大肠，不得克化，泄痢脓血，山楂煎汤，服一丸。

产后血入经络，停留日久，虚胀酸痛，非湿证也，用苏梗 1 克煎汤，送服一丸，即愈。

产后未满月，饮食不得应时，兼致怒气，余血流入小肠，闭塞水道，小便涩结，溺血如鸡肝者，用木通 1 克煎汤，送服 1 丸。或流入大肠，闭塞肛门，大便涩结，有瘀成块，如鸡肝者，用广皮 1 克煎汤送服。

产后恶露未尽，饮食寒热不调，以致崩漏，形如肝色，潮热往来，臂膊拘急，用白术 1 克、广皮 1 克煎汤，送服一丸。

产后败血入脏腑，并走肌肤四肢，面黄口干，鼻中流血，遍身斑点，陈酒化服一丸，即愈。

产后小便涩，大便闭，乍寒乍热，如醉如痴，滚水送服一丸。

186

恶露不畅 恶露不断

载方 3 首，附方 7 首。以下 4 方未收入本节内，可参阅该条。

143. 芎归汤

42. 琥珀散

43. 益红膏

27. 备金散

151. 生化汤 (《傅青主女科》)

功效：温经祛瘀。

主治：产后恶露不行，或下亦甚少，血块凝滞，小腹疼痛拒按。

方药：

当归24克 川芎9克 桃仁9克 黑姜1.5克 炙甘草1.5克

方药解：

方中当归辛温滑润，养血和血；川芎补血祛瘀，行气搜风，升清阳而开诸郁，润肝燥而补肝虚，上行头目，下行血海。归、芎皆为血中之气药，二味配伍，补阴血之虚而行气血之滞，更兼桃仁破血散瘀，使恶血去而新血生。炮黑之姜大热回阳，除脏腑沉寒，俾阳生阴长。甘草炙用，温中和中，甘以缓行，调和诸药。全方共奏温经祛瘀之效，产后诸痛，用之最宜。

187

应用参考：

本方温经通脉，去瘀生新，为产后常备方剂，应用是很广泛的。若新产之后，即服二三剂，对于恶露的排出、子宫的恢复则大有裨益。

因本方善于祛瘀，故对于胎死腹中、胞衣不下、产后恶露不尽等胎产不利诸症，皆有良效，常以童便兑服，引败血下行，则效果更佳。

胎死腹中多由孕妇平素气血两亏，寒凝瘀积，阻滞胎气，致使胎儿窒息，死于胞宫，其妇必口中秽气逼人，腹部觉冷，胎动消失，脉反沉软。可于本方加人参3克、制附片3克、香附6克、红花3克、川牛膝9

克，于补气血、温经脉之中，逐瘀血、下死胎。此加减法亦适用于胞衣不下。

恶露不尽之儿枕骨痛，可用本方合失笑散，加益母草 15 克，恶血一去则腹痛自除。

本方并不局限于产后应用，凡证属瘀血阻滞之痛经、闭经、崩漏、月经失调等症，都可以基于本方加减施用。

大便溏薄者，可减当归量，增炮姜量，加木香 3 克、蔻仁 3 克。

《傅青主女科》用一生化汤化裁，几统治产后百病，今选几首，附录于下，供临床应用参考：

附：

152. 加味生化汤，用治血块日久不消，半月后方可服。即本方加三棱、元胡、肉桂。

加味生化汤，用治产后血晕。即本方加荆芥、大枣。

加味生化汤，用治血块未消，饮食不节，损伤脾胃。审伤何物，加以消导诸药，即加神曲、麦芽以消面食；加山楂、砂仁以消肉食；如寒冷之物，加吴萸、肉桂；如产母甚虚加人参、白术。若产妇血块已除，应去桃仁、黑姜，加人参、白术，名健脾消食生化汤，审伤何物，加法如前。

加味生化汤，用治产后三日，发热、头痛。即本方加羌活、防风，去黑姜。无块痛者，桃仁亦去。

153. 加参生化汤，用治产后形色脱晕，或汗多脱晕。即本方加人参、大枣。

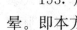

154. 生血止崩汤，用治产后血崩。即本方加炒荆芥、煅乌梅、炒蒲黄、大枣。

155. 安神生化汤，用治产后块痛未止，妄言妄见。即本方加人参、柏子仁、益智仁、茯神、陈皮、大枣。

156. 木香生化汤，用治产后怒气逆、胸膈不利。即本方减桃仁、炙草，加陈皮、木香。

157. 养正通幽汤，用治产后大便秘结。即本方去黑姜，加麻子仁、肉苁蓉。

158. 加减生化汤，用治产后汗多变痉。即本方去桃仁、黑姜，加麻黄根、桂枝、人参、羌活、天麻、附子、羚羊角。

余者，诸如产后泻、痢、呕、咳、水肿、膨胀、流注、心腹作痛等，皆载有生化汤之变方，可见本方产后应用之广，今不赘录。

159. **益母草膏（《医方集解》）**

功效：养血祛瘀。

主治：血虚、血瘀之痛经，经闭，月经后期，月经量少，及产后血虚、血滞诸症。

方药：

鲜益母草　干地黄　白芍　川芎　当归

上药等份取之，同煎熬膏，每服一汤匙，日服二次，空腹时开水冲服。

方药解：

方中益母草辛散，入肝与心包二经血分，善于行血祛瘀，为妇科良药，故名之益母，本方以之作为主药，去瘀血即所以生新血。配伍四物汤养血和血，以全理血调经之功。

应用参考：

本方调经利产，寓消于补，去瘀生新，有行滞之功而无耗伤气血之弊，实为经产良方，应用范围比较广泛，尤多用于产后之血脉调理，服之有益无害，邪去而正安。若用本方做汤剂，当视其血瘀与血虚孰轻孰重，瘀重者重用益母草、川芎、当归；虚甚者宜增芍、地之量。

160. 失笑散（《和剂局方》）

功效：化瘀止痛。

主治：血瘀内阻之月经不调，经行腹痛，或产后恶露不行，小腹作痛，心腹绞痛。

方药：

生蒲黄6克　五灵脂6克

上药为末，水、醋同煎，和渣温服，每服6克或9克。

方药解：

方中蒲黄入手足厥阴，生用则行血消瘀，瘀血阻滞之一切疼痛用之皆良；五灵脂入肝经血分，通利血脉，散瘀止痛。二药相合，性专行血，尤善止痛，故血气急痛，用本方最宜。

应用参考：

本方药简而力专，以治一切血气急痛见长，故内科亦多用之。妇科多用于产后、经行之瘀痛，常与它方合方应用。崩漏而有瘀积者，亦可用之，蒲黄当生、炒各半，以炒用善止血也。五灵脂其气腥臭，和渣服，可入砂糖少许。方中五灵脂畏人参，用者当知。

《产后发痉》

载方2首，附方8首。下一方未收入本节，可参阅该条。

158. 加减生化汤

161. **大定风珠（《温病条辨》）**

功效：滋阴潜阳，养血熄风。

主治：热邪久羁，吸炼真阴，邪气已去八九，真阴仅存一二，症见神倦瘛疭，脉气虚弱，舌绛苔少，时时欲脱者。或妇人产后阴血大亏，肝风内动之痉厥、郁冒等症。

方药：

大生地15克　生白芍9克　阿胶12克　生龟板15克　生牡蛎15克　生鳖甲15克　麦冬9克　五味子6克　麻仁12克　甘草3克　鸡子黄1枚

水八杯，煮取三杯，去滓，再入鸡子黄，搅令相得，分三次服。

方药解：

方中生地、白芍、阿胶、麦冬、五味子、鸡子黄、麻仁皆填阴、养血、润燥之品，大队滋补，以救下元真阴；再以生牡蛎、生龟板、生鳖甲育阴填精，潜镇浮阳；鸡子黄滋养为用，又兼媾通心肾水火之妙，使阴阳相济。甘草清热补中，与五味子、白芍相伍甘酸化阴。全方救阴潜阳，水火相济则无有阴阳离决之虞；木得水

191

涵则不生肝风内动之变。

应用参考：

原方后加减，喘加人参；自汗加龙骨、人参、小麦；悸者加茯神、人参、小麦。

吴鞠通以本类方治产后三病，有专论，今录于下：

《心典》云："血虚汗出，筋脉失养，风入而益其劲，此筋病也；亡阴血虚，阳气遂厥，而寒复郁之，则头眩而目瞀，此神病也；胃藏津液而灌溉诸阳，亡津液胃燥，则大肠失其润而大便难，此液病也。三者不同，其为亡血伤津则一，故皆为产后所有之病"。既此推之，凡产后血虚诸证，可心领而神会矣。按以上三大证，皆可用三甲复脉、大小定风珠、专翕膏主之。盖此六方，皆能润筋，皆能守神，皆能增液故也，但有浅深次第之不同耳。产后无他病，但大便难者，可与增液汤。以上七方，产后血虚液短，虽微有外感，或外感已去大半，邪少虚多者，便可选用，不必俟外感尽净而后用之也。再产后误用风药，误用辛温刚燥，致令津液受伤者，并可以前七方斟酌救之。余制此七方，实从《金匮》原文体会而来，用之无不应手而效，故敢以告来者。

鞠通此议论，对于本方用于产后，在理、法、应用三方便都做了详尽的介绍。然本方应用并不局限于产后，临床见阴虚阳亢之子痫用之亦可收到一定的效果。

子痫常发生妊娠后期，来势急剧，变化迅速，为胎前之急、危症，如患者症见头晕目眩，神志昏迷，四肢抽搐，牙关紧闭，猝然发作，少倾自苏，反复发作，即为子痫。如证属阴虚阳亢者，可用本方加减。可去麻仁、甘草，而加黄连 3 克、玄参 9 克，以兼清心包之热，使心肝之火皆降，则昏愦、抽搐之症，或可缓解。若头痛剧烈，可加羚羊角粉 0.6 或 0.9 克冲服；若喉间痰鸣辘辘，可加珍珠粉 0.6 或 0.9 克、鲜竹沥 60 克调服；若昏迷不醒，可加服局方牛黄清心丸一丸，研开另服；若兼有浮肿、小便短少，可酌加健脾利水之药，如白术、茯苓皮、泽泻等。若水肿较甚而阴虚不显者，则用本方不当。

先兆子痫、子痫，皆属西医之妊娠中毒症，常会危及母子生命，故施治之时，应特别注意症情变化。

附：鞠通所论七方之组成如下：

162. 一甲复脉汤 （《温病条辨》）
地黄 15 克　白芍 9 克　麦冬 9 克　阿胶 9 克　炙甘草 6 克　生牡蛎 30 克

163. 二甲复脉汤 （《温病条辨》）
即一甲复脉汤加生鳖甲、麻仁。

164. 三甲复脉汤 （《温病条辨》）
即二甲复脉汤加生龟板。

165. 小定风珠 （《温病条辨》）
鸡子黄一枚　阿胶 9 克　生龟板 20 克　童便一杯淡菜 9 克

（按：淡菜亦介类之属，一名壳菜，海产贻贝之肉，味甘性平，无毒，益阴除热）

166. 专翁大生膏 (《温病条辨》)

人参、茯苓、龟板胶、乌骨鸡、鳖甲胶、牡蛎、鲍鱼、海参、白芍、五味子、麦冬、羊腰子、猪脊髓、鸡子黄、阿胶、莲子、芡实、熟地黄、沙苑蒺藜、枸杞子、白蜜等药物组成，如法制膏、为丸。

167. 增液汤 (《温病条辨》)

元参 30 克　麦冬 25 克　细生地 25 克

合本方，共是七方。

168. 愈风散 (《普济本事方》)

功效：疏风止痉，清利头目。

主治：产后中风，口噤、牙关紧急、手足瘛疭，及产后血晕，昏不知人。

方药：

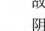

荆芥穗

上一味，轻焙，为细末，每服 9 克，以黑豆炒热淬过之酒（名豆淋酒）或童便下。牙关不开者，可先用芥穗细末吹鼻。

方药解：

方用一味芥穗，辛苦而温，芳香而散，气味轻扬，入肝经，善清利头目、疏散风热，又能入血脉而治血，故用于产后风痉、血晕皆有良效。以酒之行血、童便滋阴降火化瘀，以助芥穗，则开窍、止痉之效尤佳。

应用参考：

本方一名华佗愈风散，方虽药仅一味，然其效用则不可忽视，李时珍谓："此方诸书盛称奇妙。"许叔微言："此药屡有奇效神圣之功。"《济阴纲目》眉批曰："荆芥气味辛凉，不寒不热，散不伤气，行不害和，且理血分风邪。调以豆酒或童便，祛风降火，妙不可言，诚产后血晕神方也。"

《神农本草经》载荆芥为上品。妇科常用疏风药中，以本品为最，于崩漏、带下、产后血晕、不语、风痉皆用，常以其清轻之性而扶危重之急，且本品之来源不乏，常用、易得，若视之专为疏解表邪而备，临症失之交臂，实为可惜。

附：169. 荆芥散（《病机气宜保命集》）

即荆芥、桃仁二味，共研细末，每服 9 克。用治产后血风虚、血晕、精神昏昧。

附：170. 当归散（《证治准绳》）

即当归、荆芥等分，为细末，每服 9 克，水、酒各半，煎汤服。用治产后中风、牙关紧闭、不省人事、口吐涎沫、手足瘛疭。

上二方皆仿愈风散之法。此三方用治产后发痉，与大定风珠辈用意自不相同，大定风珠类方滋阴养血，以息风止痉，用治虚证，此三方意在疏风和血，以止痉，适宜实邪感伤者。

《 产后腹痛 》

载方 6 首，附方 3 首。以下 5 方未收入本节，可参阅该条。

160. 失笑散

143. 芎归汤

43. 益红膏

7. 香桂散

151. 生化汤

171. 枳实芍药散 (《金匮要略》)

功效：和血行滞。

主治：产后气郁血滞之腹痛、烦闷不得安卧等症。

方药：

枳实（炒黑）　赤芍

上二味，等份，研末，每服 3 至 6 克，以麦粥下之，日服二至三次。

方药解：

方中枳实一名破胸槌，苦酸微寒，入脾胃二经，其性沉降，破气行痰，以通痞塞，炒黑用缓其性而善攻停积；赤芍味苦微寒，入肝经凉血散肿，通顺血脉，行血中之滞，以散恶血。二味配伍，一破气滞，一散血滞，气血畅行，则诸痛自除，烦闷亦解。佐以麦粥和肝气，养心脾，是于破、散之中备滋养之性，使邪去而正不伤损。

应用参考：

本方虽药仅两味，又皆是常用之品，但其破气、散血之力颇专，不可轻视，且本方药性寒凉，凡脾胃虚寒者，及孕妇均当忌。

产后瘀阻腹痛之症，备方甚多，本方药性偏于寒凉，散瘀而兼破脾胃痰、积之塞是其特点，故主治烦满不得卧，是理脘腹胸膈之积滞蕴热也。凡产后小腹气血凝结而痛，兼见上诸症者用本方最宜。

产后用药本有远寒近热之说，然本方药性虽属寒凉，而功效却具行散，用之决无寒凝致瘀之弊，故用之无妨。

更年期妇女，常见阵阵烘热、心区闷、痛之症，可在用药时加配本方合用，其大便不实者，可用枳壳代枳实。

原方下载"并主痈脓"，是因本方具散血消肿之功，故治疗湿热蕴结之盆腔炎症，皆可以考虑配合它方运用。

如合于它方之中，作汤用，枳实可用6或9克，赤芍可用9或12克。

172. 下瘀血汤（《金匮要略》）

功效：逐瘀通经。

主治：经水不利、闭经、产后腹痛等症，由瘀血内结而致者。

方药：

大黄30克　桃仁9克　䗪虫10枚

上三味共末之，炼蜜为丸，丸重9克，以黄酒一两加水一碗，浓煎至七分，去滓顿服。

方药解：

方中大黄苦寒，气味重浊，直降下行，走而不守，能泄血分有形之热结积滞；桃仁苦甘而平，性善破血，散而无收，泻而无补，为用治血结，血闭诸症之要药；䗪虫咸寒有毒，破血逐瘀，散症结，下血闭。三味皆入血分，破血结之峻品，相辅为用，推陈逐瘀。以蜜为丸，缓其大黄之急，而减蛮虫之毒；以酒煎服，使血脉通运，而助药力。

应用参考：

《金匮·产后篇》曰："产妇腹痛，法当以枳实芍药散，假令不愈者，此为腹中有干血着脐下，宜下瘀血汤主之。亦主经水不利。"可见本方证较枳实芍药散，其瘀阻之象更为严重，已非枳实、芍药破气散瘀所能奏效，故改用本方荡涤瘀积。二方比较，枳实芍药散治瘀在散，而本方治瘀在下，此亦本方主经水不利之所由。

本方纯攻无补，逐瘀之力较强，药用单一，故应用范围比较狭窄。临床应用也少，凡体虚者，虽有瘀积也不要轻易使用，而多以大黄蛮虫丸代之。本方只可暂用一时，不可多用。

198

附：173. 大黄蛮虫丸（《金匮要略》）

因大黄蛮虫丸由大黄、黄芩、甘草、桃仁、杏仁、芍药、干地黄、干漆、虻虫、水蛭、蛴螬、蛮虫组成。既有祛瘀之功，又具生新之效，且方中药物，多用、众用，功分而力缓，所以用之较下瘀血汤稳妥，此外，大黄蛮虫丸有市售成药，服用方便，也是多用的原因之一。

174. 瑞金散（《证治准绳》）

功效：活血调气。

主治：妇人血气撮痛，月经不行等症。

方药：

延胡索 3 克　丹皮 3 克　红花 3 克　赤芍 6 克　片姜黄 9 克　莪术 6 克　川芎 6 克　当归 6 克　官桂 1.5 克

作一剂，水一碗，黄酒一碗，煎至一碗，食前服。

方药解：

方中延胡索活血利气，丹皮凉血祛瘀，红花活血行瘀，片姜黄破血行气，赤芍泻肝散瘀，莪术行气破血消积，川芎补血行气化瘀，当归养血和血，官桂补阳活血。全方以行气化瘀为主，川芎、当归兼以补血，官桂兼以通阳，以酒为引，使本方善于升散而温通血脉之力更专。凡因气滞瘀阻者，用之较宜。

应用参考：

经脉以温通为顺，瘀血阻碍气机，常见经水愆期而至，或经行不畅，或经行腹痛，或经水不通。亦有虽经血应时而至，但小腹平时亦经常作痛，痛著于一处，按之不减，其痛经前甚于经后，或经畅而痛缓，此亦为血瘀之证，其脉多有沉、涩之象，舌质黯，或有瘀斑，可以活血化瘀立为治法。本方以活血化瘀为主，佐以行气温经，用于上症最为恰当，此类病患多见于产后恶血不净，瘀阻为患。

本方与生化汤比较，生化汤化瘀行气之力不及本方，然化瘀、生新兼顾，更适用于体弱者，或新产之妇。本方化瘀之力更专，临床应根据具体症情选择施用。

199

175. 蒲黄黑神散 (《证治准绳》)

功效：和血通脉。

主治：妇人风虚劳冷，一切气血之疾，经候愆期，腰腹疼痛，经水不利，血色不止，以及产后血晕、血滞，恶露不净，败血为病并宜服之。常服此方可以败血化新，血生则自然百病不生，气血调和。

方药：

黑豆一升（约 800 克）炒熟去皮　香附子 120 克酒、醋各炒一次　干姜 30 克炮黄　生姜 30 克　蒲黄30 克

上药共为细末，每服 6 克，米汤下或温酒下亦可。

方药解：

此方乃辛甘化阳之法，以通为补。黑豆甘寒色黑属水，其形似肾，功能补肾镇心，下气利水，活血解毒。香附辛苦甘平，气味芳香，为血中气药，通行十二经，以疏理肝气郁滞见长，多忧、易怒、痞满腹胀、月经不调、胎产百病，诸种气痛皆多用之。干姜辛热逐寒，温经燥湿，通宣络脉冷痹寒凝；生姜辛温，行阳分以祛寒，宣肺气以解郁，消水气，行血痹。蒲黄甘平，厥阴血分药，生用行血化瘀，炒黑用止一切出血。

本方以二姜之温，助香附以行气，辅蒲黄以化瘀，黑豆补虚以顾正气，使之行气而不伤正，化瘀而不损血，甘温通阳，通补并行，为妇科调经之良方。

应用参考：

本方寓通于补，标本兼顾，对于气滞血瘀而正气已虚之经水不利诸症最为适宜，可以常服。

产后无疾亦可服之，有利于气血康复，此即以通为补也。若与补气养血之剂合用，可见补而不滞之妙。

176. 内补当归建中汤 (《千金翼方》)

功效：养血补虚，温里缓急。

主治：妇人产后虚羸不足，腹中疗痛不止，吸吸少气，或苦少腹拘急，痛引腰背，不能食饮。

方药：

当归12克　桂心9克　芍药18克　生姜9克　甘草6克　大枣12枚

上六味，水煎服。若大虚加饴糖18克烊化。

方药解：

本方即小建中汤加当归而成。方中以桂心温通经脉，和血助阳，与白芍相伍调和营卫，与生姜相伍祛散寒湿；当归、白芍养血和血以充盈血脉；生姜、甘草、大枣益气和营，鼓舞脾胃化生之源；饴糖补虚缓急，合芍药、甘草、大枣合化阴血。七味共用，温经补血，和中缓急，故以内补、建中名方。

应用参考：

原方后注云：若去血过多，崩伤内衄不止，加地黄18克、阿胶6克，合八味，汤成内阿胶。若无当归，以芎藭代之；若无生姜，以干姜代之。

本方原为仲景黄芪建中汤所化出，故后人将本方附于《金匮·产后篇》末，以示其治产后病功效卓著，《金匮》附本方桂心作桂枝，按本方重在温里缓急，而不在解肌祛邪，故仍以桂心为优。方后云可以干姜代生姜者，亦即此意。

201

本方常与黄芪建中并用，气血双补，其补益诸不足之功更胜。

产后恶血不断，以瘀滞胞宫，较为多见，验之临床以加益母草、炒蒲黄化瘀止血，较之加地黄、阿胶，更为妥当。方后云，无当归，代之以川芎不无深意，是产后多瘀之故。

本方温、补、通调之功俱备，实为产后良方，不惟产后，即经期补虚、血虚经痛，皆可视为专方，且立义在于建中，尤为脾胃虚弱、中寒者所宜。

产后感寒，肌肉、关节疼痛，可减芍药之量，选用桂枝，不用饴糖，有汗加人参，无汗加羌活，仿仲景新加汤方义用之，常收良效。

177. 当归生姜羊肉汤（《金匮要略》）

功效：养血补虚，散寒温经。

主治：产后虚损，腹痛喜热、喜按，因寒邪感伤者。

202

方药：

精羊肉 100 克　当归 15 克　生姜 9 克

水煎服。

方药解：

方中羊肉苦甘大热，滋益气血，温中补虚，壮阳益肾，开胃进食，善补产后虚羸；当归辛温，养血活血；生姜辛温，散风寒，去腥膻。三味共用于产后虚羸之疾最为适用，具养血温经、散寒止痛之功。

应用参考：

本方是仲景为寒疝而设，以治"腹中痛及胁痛里急者"。按本方滋而不腻，补而不壅，温而不燥，寓散于补，且为食养之法，用于产后虚羸之体最为适宜，故后世多有用本方，或以本方增损，治产后之虚损诸症者，尤以产后腹痛，因寒而不因瘀者为常用。如《妇人良方》载："产后脐腹作痛，乃冷气乘虚也，用当归建中汤治之。陈无择云，若产当寒月，人门、脐下胀痛，手不可近者，用羊肉汤主之。"

附：178. 羊肉汤（《妇人大全良方》）

179. 当归羊肉汤（《证治准绳》）

羊肉汤方，即上方增川芎一味，使方中归、芎相伍更胜于调血，而适于产后。

《证治准绳》以当归羊肉汤治产后虚羸，曰："产后虽无疾，但觉虚弱，兼心腹痛，即宜服之。"当归羊肉汤方，即当归生姜羊肉汤加黄芪一味，使方中归、芪相伍尤胜于补虚。

203

《产后发热》

载方2首，附方1首。以下诸方未收入本节，可参阅该条。

147. 白薇汤

226. 补中益气汤

152. 加味生化汤

193. 桂枝汤

195. 小柴胡汤

197. 竹叶石膏汤

150. 妇科回生丹

180. **增损四物汤（《济生方》）**

功效：温补气血，调和阴阳。

主治：妇人气血不足，四肢怠惰，乏力少气，兼治产后下血过多，荣卫虚损，阴阳不和而致乍寒乍热。

方药：

当归 6 克　白芍 6 克　川芎 6 克　炮姜 6 克　人参 6 克　炙甘草 3 克

上药为末，每服 12 克，水一盏，姜三片，同煎至 6 分，去滓，热服，不拘时候。

方药解：

本方为四物汤加减而成，四物本养血和血之剂，今又去地黄之滞气、损脾，而留血中之气药当归、川芎，以行血中之气滞，合白芍养肝血、敛肝阴，使其养血而更专于调和血脉，不致壅滞脾土。人参大补元气，炙甘草益气和中，生姜温中和胃，三味同用，益气健脾，以顾后天气血生化之源。干姜炮用入血，温经补阳，引血以归气。全方意在补气养血，行气和血，使阴阳调和，则诸症自失。

应用参考：

增损即加减之意，古医籍中以加减四物或增损四物名方者，并非只此一方。本方增损之意在于血病补气，气病补血，以建调补气血阴阳之功。大凡着眼于益气血者，首先当着手于健脾气，脾主运化，喜动而恶静，喜燥而恶湿，喜阳而恶阴，故有此增损。

204

本方证之乍热乍寒，非因外邪所由，严用和论本证曰："因产劳伤气血，血属于阴，气属于阳，气血一伤，阴阳互相乘克，所以乍寒乍热。"此为体虚而作，其寒热必不甚，晨起则寒，午后则热，增衣则热，减衣又寒，寒热由中而发，非凛凛、淅淅之貌，是气血阴阳俱虚之象也，辨者当识。

因产后本多气血亏损之证，故本方应用范围较广，以其补而不壅，凡产后无内热者，皆可以本方补其所失。其大便不实者，可加白术 10 克，以全理中方义；若胃纳失降者，可更加木香 6 克、砂仁 3 克；气虚不甚者，可用党参 15 克以代人参。纯由阴血虚而发热者不用本方。

181. 地骨皮饮（《医宗金鉴》）

功效：养血清热。

主治：因血虚有虚热而致妇人月经先期，经行发热，或午后潮热等症。

205

方药：

大生地 15 克　当归 9 克　白芍 9 克　川芎 3 克
丹皮 9 克　地骨皮 9 克

方药解：

本方即四物汤加丹皮、地骨皮而组成。方中以四物养血和血，丹皮泻血中伏火，地骨皮清阴分虚热，使血热得清，则诸发热之症自消；血海宁静，则月经自调。

应用参考：

经行发热或月经先期、月经量多，若其证属实热燔灼，迫血妄行为患，采用本方实为杯水车薪，无济于事。本方是为阴血亏损之虚热诸患所设。

阴血亏损之虚热，除见阴血虚之症状外，其热象亦与实热、湿热之象迥异。阴虚之热，患者自觉骨蒸肤燥，午后颧红，连日低热，或夜晚热甚，但量其体温，热度并不甚高。

本方用于经行先期，若经血量亦多者，可去当归、川芎，而加制首乌、阿胶珠。若用于经行发热，可于原方加青蒿、鳖甲，热燥较甚，可再加知母、白薇。

方中四物宜重用地、芍，而少用归、芎，因归、芎辛温香窜、行气活血，少用可行地、芍之滞，多用则既不利于安血脉，又不利于清虚热矣。

附：182. 增损四物汤（《济阴纲目》）

本方即地骨皮饮生地易熟地，加白术一味，主治月事不调，心腹疼痛，功可补血驻颜。较之地骨皮饮清热之势减，而增健脾运中之功，更切于调补阴血，此月事不调、心腹疼痛，皆因血气不调而然。故本方更适宜产后之虚热骨蒸，以其方清润，而又调和气血也。

本方与《济生方》之增损四物汤比较，名同而方义颇不相同，彼方用在温补气血，调和阴阳，故有炮姜、参、草之温补；本方清虚热，调气血为用，故有地骨皮、牡丹皮之清润。

《产后多汗》

载方1首。下5方均未收入本节，可参阅该条。

49. 当归黄芪汤

183．玉屏风散（《世医得效方》）

功效：益气固表。

主治：产后气虚自汗，以及体虚恶风易于感冒等症。

方药：

生黄芪 15 克　白术 9 克　防风 3 克

水煎服。若为散剂，则每服 6～9 克，日服二次，温开水下。

方药解：

本方益气以固表止汗，自汗之证多由气虚所致，气虚而卫阳不固，卫阳不固则营阴不能内守，漏而为汗。方中黄芪补气力雄，生用长于固表止汗，炙用功偏升阳举陷；白术益气健脾，以助气血生化，气血充，营卫调和，卫阳自固；防风疏散风邪，以之佐黄芪，使固表而不致留邪，防风得黄芪之助，祛邪而不伤其正，故本方既有固表止自汗之功，又有疏肌肤御外邪之妙，补疏皆有法度。

应用参考：

因本方用于卫气不固之患者，故应重用黄芪、白术，佐防风是以其走表，使药达病所，助芪、术之功，而制芪、术之偏，故防风不可多用，多用则辛散太过，喧宾夺主，反与方意相悖。

207

对于体弱或产后之气虚患者，常配伍于其它方剂之中，以针对恶风、自汗、易于感冒风邪等症状表现。

单独施用，可按原方作散剂，常服，尤其对于经常易着风寒之患者，久服必有效验，但在感冒期间，则不宜单用。

方中黄芪必生用。

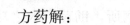

产后筋骨痛

载方 1 首。以下 2 方均未收入本节内，可参阅该条。

193. 桂枝汤

176. 内补当归建中汤

184. **独活寄生汤（《千金要方》）**

功效：补气血，益肝肾，祛风湿。

主治：产后气血两虚，风寒湿邪乘虚侵袭，遍体筋骨酸痛。

方药：

独活 6 克　秦艽 9 克　防风 6 克　细辛 3 克　桑寄生 15 克　川芎 3 克　当归 9 克　白芍 9 克　熟地 12 克桂心 3 克　茯苓 12 克　杜仲 9 克　牛膝 9 克　人参 3克　炙甘草 3 克

水煎服。

方药解：

本方以四物汤养血和血；以人参、炙草补气和中；以桑寄生、杜仲、牛膝补肝肾、壮筋骨、利血脉；以官桂温振心阳、活血通脉，使气血充盈，经脉通利以扶助正气，此即"治风先治血，血行风自灭"之意。在此基础上以茯苓利水，以细辛祛寒，以独活、防风、秦艽宣散各部之风湿寒邪，正气复，邪气去，则关节、肌肉诸痛必然缓解。

应用参考：

经云：风寒湿三气杂至，合而为痹也。又云：邪之所凑，其气必虚。本方扶正祛邪兼顾，扶正则补气血、益肝肾、强筋骨；祛邪则祛风、散寒、胜湿，因此本方被视作治疗痹症之专用方，尤其对于年老、体弱的患者，更为适用。

妇科常用本方治疗产后关节痛。妇女分娩，气血大伤，经隧空虚，最易感受风、寒、湿邪，以成痹症，若不及时治疗，日久则缠绵难愈，若只顾祛邪又恐重伤气血，此时用本方最宜，可再加黄芪12克，去桂心（即官桂），加桂枝6克，牛膝选用怀牛膝较适宜。

本方与桂枝汤比较，桂枝汤产后应用范围较广，在用于关节、肌肉痛方面，若正虚不胜辛散者宜用桂枝汤调治；若风、寒、湿邪盛，痹痛严重而气血恢复尚可者宜用本方。新产宜用桂枝汤；产后已经时日则宜用本方。

209

产后大便难

载方1首。以下4方均未收入本节，可参阅该条。

46. 四物汤

185. 五仁丸 (《世医得效方》)

功效：润燥通便。

主治：血虚肠燥，大便难行，以及产后大便燥结。

方药：

柏子仁 15 克　松子仁 15 克　郁李仁 15 克　桃仁 9 克　杏仁 9 克　橘皮 6 克

水煎服。

原方以五仁研作膏，入陈皮末，炼蜜和丸，每服 9 克，空腹时，米饮下。

方药解：

方中柏子仁补心脾，滋肝肾，养血润燥；松子仁润肺开胃，通虚秘；郁李仁甘苦而润，其性下降，疏大肠气滞，破血行水；桃仁甘苦入血，破瘀血，行腹中血滞，逐旧生新；杏仁苦降，宣肺下气，通肠中气秘。五味皆多脂而性润，上开肺气，下通肠闭，有导结之功，而无燥伤之弊，故最适于津枯肠秘者。方中陈皮理气调中，健脾开胃，勿使诸仁之多脂以害胃纳。

应用参考：

本方专为血虚津枯之大便艰难而设，凡大失血之后，或产后之大便燥结，抑或积滞便结而体弱不经攻伐者，皆可用本方。

最多用者是产后大便难，仲景称之与郁冒、痉病为"产后三病"，可见临床较为常见。遇此症时，泻下之药万不可用，用之则大便愈艰，或暂下一时，更伤阴血，旋即大便更难。用本方养血之品亦可加入，如四物汤。或可加当归、肉苁蓉、胡桃肉，补肾养血以润燥结。

方中郁李仁、桃仁，皆破血之品，故孕妇用本方可改作麻子仁、当归，兼热加知母。

本方去桃仁、松子仁、陈皮，加瓜蒌仁、麻子仁，名五仁汤，其功用与五仁丸类近。

乳汁不通　乳少　乳汁自流　回乳法

载方6首，附方1首。以下三方未收入本节，可参阅该条。

226. 补中益气汤

105. 香砂六君子汤

204. 越鞠丸

186. 赤豆饮（《医略六书》）

功效：和胃通乳。

主治：产后乳汁稀少，脾胃不健者。

方药：

赤小豆180克　粳米90克

煮粥，空腹时服，任饱，少顷即乳。乳汁逐渐增多。

方药解：

张景岳曰："妇人乳汁，乃冲任气血所化，故下则为经，上则为乳。若产后乳迟、乳少，由气血不足，而犹或无乳者，其为冲任之虚弱无疑也。"气血来源于后天脾胃所化之水谷精微，本方以谷和胃，以谷增乳，是治其根本也。方中赤小豆甘酸而平，色赤入心，行水散血，通络开痹，煮汁饮可治乳闭；粳米甘苦性平，补中益气，和胃清肺，得天地中和之气最厚，实五脏，调脾胃，使乳汁化源充足。

应用参考：

此方为食疗之法，可辅助药物治疗，乳少应重视乳汁之来源，本方以谷生乳，有益无害。

187. **猪蹄汤**（《产孕集》）

功效：滋液通乳。

主治：产后乳汁稀少，阴液不足，血脉不调者。

方药：

猪蹄二只　通草6克　葱白4寸

方药解：

方中之物皆下乳常用之品，猪蹄甘咸微寒，增液益肾而通乳脉，下乳之方多以猪蹄煎汤代水以煎它药，古人谓母猪之蹄佳。通草古名脱木通，味淡气寒，色白体轻，入阳明而通气，故有通乳之功。猪蹄、通草性皆偏于寒凉，故伍用葱白辛散通阳，助脉通窍，葱白煎汤内服、外洗，皆有助于泌乳。三味同用，阴液得滋，气血通畅，乳汁自不匮乏。

应用参考：

本方用药简便，其味甘美，易于进药，且不寒不热，不壅不破，故无问何种乳汁稀少之症，皆可以之为基础方加减。其气血虚者，可合当归补血汤；其肝气郁者，加香附、青皮等；其气血壅滞者，可加穿山甲、王不留行等。

188. 通乳丹 (《傅青主女科》)

功效：益气补血，通络生乳。

主治：产后乳汁不行，或行亦甚少，乳房无胀痛感，面色不华，皮肤干燥。

方药：

人参 6 克　生黄芪 12 克　当归 9 克　麦冬 9 克通草 3 克　桔梗 6 克　七孔猪蹄 1 只

水煎服。

方药解：

方中以黄芪、人参补气健中；以当归、麦冬养血增液；以通草通络通乳；以猪蹄补血通乳；方用桔梗载诸药上浮，使气血充盛，脉络通畅，上为乳汁。

应用参考：

傅青主曰："妇人产后绝无点滴之乳，人以为乳管之闭也，谁知是气与血之两涸乎！夫乳乃气血之所化而成也，无血固不能生乳汁，无气亦不能生乳汁，然二者之中，血之化乳，又不若气之所化为尤速。新产之妇，血已大亏，血本自顾不暇，又何能以化乳？乳全赖气之力以行血而化之也。今产后数日而乳不下点滴之计，其血少气衰可知。气旺则乳汁旺，气衰则乳汁衰，气涸则乳汁亦涸，必然之势也，世人不知大补气血之妙，而一味通乳，岂知无气则乳无以化，无血则乳无以生，不几向饥人而乞食，贫人而索金乎！治法宜补气以生血，而乳汁自下，不必利窍以通乳也。"

213

傅氏以上议论，强调了增乳宜补气血，尤以补气更为重要，此诚经验之谈，临床验之不诬。然以一补气血之法而统治无乳或乳少之疾，似嫌过执。乳汁不行之症，虚证、实证俱为常见，虚证在于气血两亏，须服滋补之药以助之；实证多为经气壅闭，须服通络之药以行之。辨虚与实之属，无乳者乳之胀与不胀，少乳者乳汁稠、稀与否，初产、经产，皆是重要依据，参合诸症时，不可忽视。

附：189. 当归补血加葱白汤（《证治准绳》）

本方即黄芪、当归、葱白三味成方，颇与傅氏之论相合，以葱白通阳助脉尤堪效法，亦可用葱白煎汤，频洗乳房，以冀收功迅速。

190. 通草散（《证治准绳》）

功效：疏肝通络，清利湿热。

主治：产后血气盛实，乳汁不通，或现红肿、胀痛，将成乳痈。

方药：

桔梗 6 克　瞿麦 6 克　柴胡 6 克　天花粉 9 克　通草 1.5 克　青皮 6 克　白芷 6 克　赤芍 9 克　连翘 9 克　木通 1.5 克　生甘草 3 克

水煎服。

方药解：

方以柴胡、青皮疏肝理气，以行气滞；赤芍凉血散瘀，以行血滞；白芷芳香通窍，以散风热；瞿麦苦寒，助赤芍利血脉，合木通、通草，清利湿热；天花粉润燥

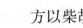

214

泻火，化痰热，消痈肿，与连翘相伍清热散结之力尤胜；木通、通草轻清，利窍通淋，长于下乳汁。方中多苦降之品，故以甘草之甘和之，以桔梗之升浮之。全方共奏行滞下乳，清热利湿之功。

应用参考：

陈无择谓："产妇有二种乳汁不行，有气血盛而壅闭不行；有血气少弱涩而不行。虚当补之；盛当疏之。盛者当用通草、漏芦、土瓜根；虚者用炼钟乳粉、猪蹄、鲫鱼之属。"本方即为气血盛而壅闭者所设，与通乳丹证截然相反。

本方适应于以下几种情况，初产妇，产后无乳，气血不虚，乳房胀而不通，或通而乳少者；产妇素体壮实而肝气不舒，郁怒多火，乳汁不下者；上二种郁滞积热，乳痈将起者。上三种情况，可有不同加减，初产者重在于通乳，穿山甲、王不留行、漏芦、路路通等品，皆可选加；肝郁多火者，重在疏肝行气，养血柔肝，可酌加香附、丹皮、丹参等品；乳现红肿，或寒热已作者，重在清热解毒，消肿散结，可酌加蒲公英、败酱草、夏枯草、象贝等品。

191. 免怀汤（《证治准绳》）

功效：通经回乳。

主治：妇人气血充盛，乳汁多而欲摘乳，或乳胀甚而无儿可哺者，可以之回乳。

方药：

当归尾 9 克　赤芍 9 克　红花 9 克　牛膝 12 克
水煎服。

215

方药解：

当归尾、赤芍、红花皆活血通经之品，伍以牛膝引血下行，使其月经通行，则乳汁必然不行。薛立斋曰："血者水谷之精气也，和调五脏，洒陈六腑，在男子则化而为精，在妇人则上为乳汁，下为月水。"本方驱血下行，则乳汁化生无源，自然渐涸。

应用参考：

本方皆破血行瘀之品，故只适用于气血充盛之妇人，若其人体质较为虚弱，多采用以下两方，皆可收效。

内服单方：焦麦芽 60 克，水煎服。或以四物汤送服炒麦芽细末 9 克。

外敷方：以芒硝 120 克，薄布袋装好，固定于两乳房部位，潮解、硬结即更换芒硝。

以上用于回乳之法，多用于身体并无病患的妇女。另有一种乳汁自出之症，乳汁终日点滴不断，自然流出，此多为产后正气大伤，气虚不能摄纳使然，此类患者决不可采用上方、上法。乳汁自流治应大补元气，多以十全大补汤、补中益气汤等为主。若其人脾胃虚弱，纳少运呆者，亦可用香砂六君子汤加减，可去木香，而加扁豆、山药、菟丝子，使中气振奋，摄纳有权，则乳汁自不致常溢不断。

以上两种治法，一在于通、消；一在于补、摄，截然相反，所用对象不同，用时不可混淆、滥用。

192. 十全大补汤（《和剂局方》）

功效：温补气血。

216

主治：气血不足，面色无华，神疲畏寒，劳伤冲任，月经不调，血虚经闭，崩漏淋漓，乳少或乳汁自流。

方药：

人参 6 克　白术 9 克　茯苓 12 克　炙甘草 6 克熟地 15 克　当归 12 克　白芍 9 克　川芎 6 克　黄芪 12克　肉桂 6 克

加姜、枣，水煎服。

方药解：

本方即八珍汤加黄芪、肉桂而成，方以参、苓、术、草、地、归、芍、芎八珍平补气血，增黄芪补中益气；增肉桂温经和血，气能生血，阳生阴长，全方共奏温补气血之效。

应用参考：

本方较之八珍汤，其补气功效更强，且有温经和血之功，故用于气血两虚，虚寒之象显者，以本方更为适宜。

本方用于出血之症及胎前病，非确属虚寒者，不可用。其余加减用法，可参考八珍汤条。

妇科杂病类

《概　说》

　　妇科杂病之范围划分最难，狭则屈指可数，广则漫无边际。因女子独有之杂病似并不太多，而妇女病的治疗，在方药运用上又皆应注意经、胎、产、乳之生理特点。本编选方着重于两个方面，一者录治疗常病方，述其在经前、经行、胎前、产后不同时期的应用宜忌；二者录治疗妇杂专病的方剂。因此，本编所收方剂多为内科常用方，仅临床应用中应注意其适应妇女的生理特点而已。

　　因本编所涉较广，故仅举隅以示意，即以外感、诸热、诸郁、大便疾（泄泻、痢疾）、小便疾（小便癃闭、小便频数、尿道涩痛）、癥瘕、阴疾（阴挺、阴痒、阴肿）、绝经前后诸症等八类杂病的治疗，粗归诸方。

《外　感》

　　载方3首。

193. 桂枝汤（《伤寒论》）

功效：调和营卫，温经养血。

主治：恶寒畏风，自汗出，四肢微冷或不温和，以及寒疝作痛、胞阻、产后自汗、产后关节痛等症。

方药：

桂枝6克　芍药9克　炙甘草6克　生姜6克　大枣4枚

水煎服。

方药解：

此方以桂枝入肺与膀胱两经，温经通脉，发汗解肌，调和营卫；芍药有赤、白二种，原方混称不别，赤者泻肝散瘀，白者补肝敛阴，如需攻泄时则用赤，如需补益时则用白；炙甘草温中和中；生姜宣散风寒；大枣补脾肾、润心肺、调营卫。全方辛甘之药居多，而以桂枝、芍药为主药，长于调和营卫，营卫调和则寒邪可解。

应用参考：

因桂枝汤不仅功能调和营卫，且有调和脾胃的作用，故其方经加减化裁后，在内科的运用是相当广泛的。更由于本方既能扶正，又可祛邪，所以在妇女血虚体弱或产后应用尤为适合。举例如下。

产后自汗不止，是由于产后阴血大亏，阳浮于外，阴不能内守，故自汗出，此阳强阴弱之证，用本方正合病机，若与四物汤合用则更宜。

产后感寒，表邪不解，无论伤寒、中风，皆不可投峻汗之剂，而重伤津液，唯以桂枝汤解肌祛邪为万全之策。临床常根据气血虚损情况，仿新加汤方义加味用之，标本兼顾，可收良好的效果。新加汤亦为仲景之

219

方，即桂枝汤增白芍、生姜用量，加人参，其方益气、养血、散寒之力较原方更胜，产后关节痛用之亦佳。

胞阻即妊娠腹痛，若由寒阻胞宫，阴气内盛，阳气被遏，下焦气化失宣而致之下腹冷痛，可用本方加葱白6克通阳，加苏梗6克顺气，常能收到很好的效果。

亦有人以本方治疗脾胃虚寒之恶阻，然其方中大枣、炙草，甘壅之品，恐于呕不利，用者当察。

194. 银翘散（《温病条辨》）

功效：解表清热。

主治：感冒风温，鼻塞流涕，咽痒咳嗽，咽喉肿痛，发热重，恶寒轻，或但热不寒，其邪在卫分。

方药：

银花9克　连翘9克　牛蒡子9克　荆芥6克　薄荷6克　大竹叶9克　生甘草6克　淡豆豉9克　桔梗6克　芦根12克

水煎服。

原方为散剂，上药除芦根共为末，每服6克，以鲜芦根煎汤代水煎散，待香气大出，即取服，勿过煎。

方药解：

本方以银花清热解毒，连翘清宣泻火，银翘二味清轻上浮，善治上焦诸热；以牛蒡子、薄荷、豆豉清凉透表，配辛温之荆芥增强疏解表邪之功；桔梗载药上浮，伍牛蒡子、生甘草清利咽喉；竹叶、芦根甘寒生津，清阳明之热，先安未病之气分。本方清宣、清透为法，即叶天士所谓"在卫汗之可也"，故适用于温病初起之证。

应用参考：

外感风温之邪，症见发热重、恶寒轻、咽痛、咳嗽，皆常以银翘散清宣风热之邪，无分男、妇，然妇女用本方在行经前后，或产后，还应照顾到经、产的生理特点，即用性偏寒凉的药物需要谨慎，一方面掌握用量，病情勿用重剂，注意中病即止；另一方面在调和气血方面要有所顾及，如川芎、赤芍、丹参、香附等品可酌情加入本方。

若症见经来忽断，或经后复行，甚则谵语、昏妄者，当考虑热入血室（在肝），温邪入营（在心包）等情况，已非本方所能奏效。

195. 小柴胡汤（《伤寒论》）

功效：和解少阳。

主治：伤寒病，邪在半表半里，症见往来寒热、胸胁苦满，默默不欲饮食，心烦喜呕，口苦、咽干、目眩。以及妇女经期热入血室、妊娠疟病、产后郁冒、产后发热皆主之。

方药：

柴胡6克　黄芩6克　制半夏6克　人参6克　炙甘草3克　生姜6克　大枣4枚

方药解：

方中柴胡苦平，清轻升阳，和解退热，能透达少阳经半表半里之邪；黄芩苦寒，清泄少阳经半表半里之热；半夏降气化痰、人参补气生津、大枣补脾益气、生姜发表温中、炙草益气和中。夏、参、姜、枣、草五味共用，调和脾胃，扶助正气，使气机疏畅、津液通行，以助柴、芩清解少阳邪气。本方可视和解方剂之祖，后

221

世类似方剂，每师其法而加减化裁，柯韵伯曾誉之为"和解表里之总方"。

应用参考：

小柴胡汤是仲景为和解半表半里之邪而设，本方扶正祛邪，和解少阳，临床应用相当广泛。仲景明确地用本方治疗妇女病，有两处可见，一者见于《伤寒论》中，以治经期感寒，热入血室，而见寒热往来如疟状，发作有时；二者见于《金匮·产后篇》，以治产后血虚，复有客邪，孤阳上越，而见昏眩、头汗多、呕不能食、大便反艰之产后郁冒。后世妇科应用本方虽有所发展，但终未出仲景所发之机、所述之症。

小柴胡汤为和解之剂，邪正兼顾，药性平和，故妇女凡是小柴胡汤证，无问经期、胎前、产后皆可应用。

经期感受外邪，证见寒热往来，热多寒少，经水忽断，此邪与血初结，当以小柴胡汤加丹皮、桃仁、红花；若经后见少阳证，当加地黄、白芍、丹参；若其经水行后复又行者，当加生地、旱莲草、茜草。

妊娠疟病，称之为子疟，其特点是寒热休作有时，汗出而解，届时复发。疟病的成因与分类较为复杂，典型的疟疾目前已属少见，然由于邪伏少阳，兼夹痰湿而致的寒热交作、头痛、身痛、胸闷、呕恶等症，与疟疾初起治法无异，皆可用本方和解之。因此类病症对人体消耗很大，最易引起流产，故方中半夏用之当慎，或可易以茯苓权代。腰痛者加川断、桑寄生；胎动不安者加苎麻根；热多寒少者加知母；寒多热少者加桂枝；痰湿重者加枳壳、陈皮。

因分娩或产后不洁，感染邪毒而致的产后发热，症见壮热、口渴、形寒、多汗、小腹作痛、恶露腥臭等，可用本方去人参、大枣，加丹皮、桃仁、蒲公英；其热毒甚者，再加败酱草、大青叶；其恶露少者加益母草、生蒲黄。此症为产后急症、重症，不可呆守原方，亦不可拘泥产后远凉之忌，须重剂清热解毒配合本方使用，否则反致贻误病机。

《诸　　热》

载方 6 首，附方 2 首。以下 2 方未收入本节，可参阅该条。

16. 玉女煎

12. 三和汤

196. 导赤散（《小儿药证直诀》）

功效：清心利尿。

主治：心火上炎而致的口渴面赤，心胸烦热，渴欲冷饮，口舌生疮，或心移热于小肠而见小便短赤，尿道热痛等症。

方药：

生地 30 克　淡竹叶 9 克　木通 6 克　生甘草梢 9 克

水煎服。

方药解：

方中以鲜生地清热凉血生津，竹叶清热除烦利尿，二药皆归心经，相辅为用，以清心经实火；木通苦寒，

223

降火利水，上通心、肺，下泄湿热，凡心经蕴热之证，必兼木通，其效乃捷，以其可引心经之热，从小肠而出；甘草梢生用，清热解毒，消肿止痛，善治小肠、膀胱积热，以解尿道热痛。本方清上利下，心经热邪去之有路，则诸症自平。

应用参考：

本方清泻心火，不注重苦寒清泄，而主以清凉通利，故其清热而不伐胃，利尿而不伤阴，凡心火上炎者，皆可酌情施用，以主治口舌糜烂，尿赤涩痛为长。

加减可从三方面考虑，其心火炽盛，症见心胸烦热，口舌糜烂者，可于原方加黄连、生栀子，增苦寒以泄火；若肾水不足以上承，以致心火上炎，以少寐、口咽干燥、尿短赤等症为主者，可加麦冬、玄参，增甘寒以养阴；若症见小便赤涩，尿道热痛，是热盛于小肠、膀胱，可加赤茯苓、车前子，增淡渗以开邪之去路。

由于胞脉属心而络于胞中，胎盛有热，或血海蕴热，皆易上扰于心包络。是故若心经素有伏火者，于经前或胎前，二火相激，极易出现口舌糜烂、心胸烦热之症，因此本方亦为妇科常用方剂。

小便症见热、赤、短、涩、痛，是为热淋，此症女子较男子多见，已婚较未婚多见，常反复发作。孕而病淋者，称为子淋。《医宗金鉴》载，妊娠胞阻，少腹作痛，"因尿涩而痛，则是膀胱水病热甚，则以导赤散清利之"，实即指子淋。然方中木通，苦寒通利之品，功能下乳、通经，妊娠用之，恐伤胎气，故子淋、子烦用本方，当以倍量之赤茯苓以代木通，较为稳妥。

本方若于经前应用，与调经之剂合用，收效更佳。

一方不用甘草，而用黄芩。一方更加灯心。皆名导赤散，其方义相同，唯清热、利水各有偏重，临床可据证选用。

197. 竹叶石膏汤（《伤寒论》）

功效：清热和胃，益气生津。

主治：热病之后，余热未清，气阴两伤，症见口干唇燥、泛恶、纳呆、气短、乏力、舌红少苔、脉细数等。

方药：

竹叶9克　生石膏15克　人参3克　麦冬9克生甘草6克　制半夏6克　生姜3片　粳米12克

水煎服。生石膏宜先煎。

方药解：

本方乃养气阴、清邪热之法。方中生石膏入肺、胃二经，竹叶入心、胃二经，共奏清热泻火，除烦止渴之功；佐以人参补气生津，麦冬滋阴增液；以半夏降逆和胃，甘草益气和胃，生姜温中和胃，粳米健脾和胃。全方之意，在于胃气和则津气生，气阴已复，则邪热才可得清。凡伤寒、温病后期，余热尚恋，气阴已伤，皆可用之。

应用参考：

《伤寒论》曰："伤寒解后，虚羸少气，气逆欲吐，竹叶石膏汤主之。"可见本方证应以呕、渴、烦、热、汗为其主要见症。

本方所清者，系肺、胃无形之热，自与痞、满、

225

燥、结为特征的阳明府实之热不同，故本方清热在于清透，不在于泻下，选药用甘寒、辛寒而不注重于苦寒，此正投胃纳之喜而避其所恶。故本方功优于清热和胃，凡胃失和降由无形之热而起者，用本方皆有良效。

邪正兼顾、药性平和，是本方又一所长，故正虚体弱的患者用之亦无妨。

由于本方具备以上特点，应用范围也就不局限于温热病了。妇科以胎前、产后应用较多。如证属胃热失和之妊娠恶阻，用之就很合适，热甚可少加黄连（不宜过3克）；呕甚者加橘皮、竹茹；胎动不安者去半夏，加黄芩、白术。对于热伤气阴之子烦，可用本方去半夏、生姜，加生栀仁、连翘，并清肺、胃、心三经之热，而热烦自解。产后温病见壮热、烦渴、多汗、脉数，知邪热羁留气分，用本方较白虎汤更适宜，可加知母、丹参。暑湿可径用原方。

198. 泻黄散（《小儿药证直诀》）

功效：清宣脾火。

主治：脾胃伏火而致的热在肌肉、口燥唇干、口疮口臭、烦热易饥等症。

方药：

防风6克　生甘草6克　栀子9克　藿香6克　生石膏15克

水煎服。生石膏宜先煎。

方药解：

方中藿香香而不烈，温而不燥，入脾胃二经，和中化湿以助脾胃升降；生石膏清阳明胃热；栀子清利三焦湿热；生甘草益气和中而清热；本方用防风者，以其辛散能发脾之伏火，又能于土中泻木也。全方清宣脾胃伏火，故以泻黄名之。

应用参考：

本方多用于内科、儿科，适用于由脾胃伏火而致的口干唇燥，口疮口臭，烦渴善饥，热在肌肤等症。以其热象见于口唇、肌肉，知热在脾而不在心；以其烦渴善饮，知热因伏火而不因腑实，本方症以口疮、口臭最为突出。

妇科常用本方治疗经前、胎前之口疮。经前血海充盈，欲泻未行，正经有余之气血亦不得归藏于奇经，则素有伏火之脏，必有突出表现。妊娠期间，胎气盛者，胎火上攻亦可有此表现。是故经前、胎前气逆有余之症，较平时多见，诸如呕逆、烦躁、身热、吐衄、口糜、易怒等。脾胃素有伏火则见口臭、口疮诸症，可用泻黄散治之。

治在经前，可用本方加丹参、川牛膝，舌赤肿痛者再加木通。

治在胎前，则用本方加黄芩、苦桔梗，若舌赤肿痛者再加玄参、灯心。

199. 泻白散（《小儿药证直诀》）

功效：清肺泻火。

主治：肺热咳嗽，甚则喘息，皮肤蒸热，午后尤甚。

方药：

桑白皮 12 克　　地骨皮 9 克　　生甘草 6 克　　粳米

12克

水煎服。

方药解：

方中桑白皮即桑树根皮，清泻肺火，通利二便而长于利水，下气平喘，消痰止嗽；地骨皮即枸杞之根皮，降肺中伏火，退肾中虚火，清热凉血，善除骨蒸劳热；生甘草和中清热；粳米和胃补中。本方之意在于清泻肺经之火，土为金之母，水为金之子，其方以桑白皮清泻本脏，以地骨皮退肾水之虚火，取实则泻其子之意，以生甘草、粳米清补脾土，是取虚则补其母之意，故用药虽归经不一，实则皆为清肺金而用。药味简单而配伍却非常严谨，实为设方之楷模。

应用参考：

本方虽药仅四味，却能清肺火、润肺脏、和中气以培土护金，诚理肺之良方，适用于邪热恋于肺经之喘嗽气急、皮肤蒸热等症，其治主在气分，而不在卫分、营血也。

本方用于妇科有似于泻黄散，经前或胎前应用机会较多。

经前肺热喘嗽，骨蒸潮热等症，可用本方加川牛膝、赤芍。子嗽因于肺热者，可用本方加黄芩、白术；燥咳加桑叶、枇杷叶；痰多加海浮石、苦桔梗；口渴加玉竹、鲜芦根；热盛加知母；喘急加甜杏仁、旋覆花；兼呕者可加竹茹；若肺热伤络，而见痰中夹血丝者，可加生藕节、鲜百合。

200. 左金丸 (《丹溪心法》)

功效：清肝泻火。

主治：肝郁化火，胁肋胀痛，呕吐吞酸，嘈杂嗳气，口苦咽干，胃脘胀痛等症。

方药：

黄连180克　吴萸30克

上药生晒，各研细末，和匀，冷开水泛丸，丸如绿豆大，每服一至二克，开水吞服。

方药解：

肝实则胁胀，侮脾则吞酸、脘痛。心为肝之子（以木能生火），故用黄连为君，清心泻火，使火不克金，则金能制木，此即实则泻其子之理；吴萸入厥阴，行气解郁，虽辛热之品却有引热下行之功，故以之为佐，是热药反佐寒药，相济以相制。所当注意者，必连六萸一之制，其剂量合于此法度，则肝火可清，否则不为左金矣。

应用参考：

本方清泻肝火，多用于肝火犯胃而致的呕噁、脘痛、嘈杂、吞酸等肝胃不和之证。此证妇女较男子更多见，尤多见于经前或绝经前后。单用原方者少，与疏肝和阴之方合用者多，因肝火多由肝气失于条达，郁结而生，所谓"气有余便是火"，故清泻肝火，合以疏肝气、养肝体之品，正为彻除生火之源也。汪讱庵以逍遥散加连、萸之用，即为此例。

妊娠恶阻多肝气犯胃之证，其肝火旺者，即可配用本方，但由于方中吴萸辛热苦燥，引热下行，用之不当则恐伤动胎气，故在剂量上特别注意连、萸剂量的比例，常作丸剂备用，或可以萸炒黄连（二味同炒后，去吴萸）代之入煎，则更为稳妥。

黄连一味用吴萸汤浸一宿，末之为丸，名抑青丸，方义与左金相同。

有萸六、连一用法，俗称反左金，其意在于以黄连为引，反佐吴萸以治寒证，与左金原方清肝泻火截然相反。

201. 黄连解毒汤（《外台秘要》）

功效：清热泻火。

主治：面赤口干，心烦失眠，吐血衄血，妇人血崩等症。

方药：

黄连 3 克　黄芩 6 克　黄柏 6 克　栀子 9 克

共为末，每服 15 克，清水一盏半，煎至一盏，去滓，不拘时温服。

方药解：

本方以黄连泻心肝之火；黄芩泻心肺之火；黄柏泻相火；栀子清三焦之火。方中均属苦寒之品，非有实火者，不可采用，如脾胃虚弱，亦应慎用。

应用参考：

本方清泄三焦实火，如单刀直入之势，药专而力雄，无论邪热在气、在血，或上、中、下三焦，用之皆有较好的疗效，是一张通用的清热解毒方剂，但临床多以之为丸剂，或散剂，配合汤剂治疗，而单用原方做汤者似不多，原因大致有两个方面：其一，临床治疗实邪之疾，祛邪很重视邪之去路，由于无形之热易与有形之质相结，故清除热邪常因势利导，使其与有形之物一起排出，如清热常配合宣透、泻下、渗泻等药物同用，然本方仅一派清热解毒之品；其二，热盛耗伤气阴，苦寒损伤脾胃，本方在顾及气、阴、脾、胃方面是其不足之处。因此临床应用本方多做加减。

由于方中四味苦寒药的归经各不相同，对于加减化裁提供了方便的思路，举例如下：

如口鼻、咽喉红肿热痛及出血之疾，可重用黄芩，选加马勃、山豆根、射干、鲜芦根等品。

如口舌糜烂、心烦不寐、小便短赤、疮疡肿痛，甚则错语发斑，可重用黄连、栀子，选加连翘、丹皮、木通、紫草等品。

如耳聋、耳鸣、咽干烦躁、阴户肿痛、热淋、赤痢等症，可重用黄柏，选加知母、玄参、苦参、泽泻等品。

231

此外，大便燥结加生军（后下）；小便涩痛加生草梢、车前子；壮热合白虎汤；阴血伤加生地、麦冬、白芍等辈。

妇科于经前或产后，用本方当慎。崩中漏下，虚证多于实证，纯由实火者较为少见，故单用本方治疗崩漏的机会并不多。本方用于经行吐衄较多，方中栀子炒炭更宜；若经行吐衄，经血反少或不见，此为逆经，亦称倒经，应更加牛膝、丹皮、泽兰等品引血下行。对于湿热下注、热重于湿之带下症，亦可于本方加利湿之品，如车前子、苡仁等品。

附：202. 三补丸（《证治准绳》）

本方即黄连解毒汤少栀子一味，功效二方相同，主治三焦湿热、月经先期、逆经、赤带、热痢、血痢等症。其应用方法可参考黄连解毒汤。

附：203. 三黄解毒汤（《证治准绳》）

本方即黄连解毒汤加生大黄一味，其泻热之力尤强，主治妊娠伤寒，表邪悉罢，病邪在里，而见烦躁、发热、大渴、小便赤、大便秘，或利下赤水等症。然方中用药大苦大寒，燥、泻伤阴，体不实、热不盛者勿犯胎前三禁。

❖ 诸　　　郁 ❖

232

载方5首。以下诸方未收入本节，可参阅该条。

24. 逍遥散

25. 抑气异香散

116. 绀珠正气天香散

103. 苍莎导痰汤

104. 开郁二陈汤

204. 越鞠丸（《丹溪心法》）

功效：行气解郁。

主治：气、血、痰、火、湿、食等诸种郁结而致的胸膈痞闷，脘腹胀痛，饮食不消，嘈杂吞酸，嗳气呕吐等症。

方药：

　　香附 6 克　　苍术 6 克　　川芎 6 克　　山栀 6 克　　神曲 6 克

　　水煎服。

　　原方为丸剂。上药等分，为末，水泛为丸，每服 6 克或 9 克，温开水送服。

　　方药解：

　　本方以调肝和脾为法，通治气、血、痰、火、湿、食，六郁之证。方中香附以疏理肝气郁滞见长，兼能通行十二经，遣之以解气郁；苍术苦温辛烈，燥湿健脾，遣之以解湿郁；川芎为血中气药，芳香走窜，行气活血，遣之以解血郁；山栀泻火除烦，并清上、中、下三焦之热，遣之以解火郁；神曲和胃下气，善消一切宿食积滞，遣之以解食郁。痰聚常因于气机不调，而与湿、食、火诸邪，合而为患，故诸郁得解，气机通调，则痰郁亦为之冰释，可见本方虽未设治痰之品，而实则方内已涵治痰之法矣。

　　应用参考：

　　本方一名芎术丸。吴鹤皋曰："越鞠者，发越鞠郁之谓也。"此或为方名之由来。

　　女子以肝为先天，经、带、胎、产、乳均与气血之生化、敷布密切相关。肝喜条达而恶抑郁，肝失疏泄之常，则诸郁接踵而生，是故女子，尤于二七之后，诸疾常源于情志，生理多碍于郁结，诸郁伤及血脉，遂致变生经、带、胎、产、乳之患。本方统治诸郁，故在妇科应用范围相当广泛。

　　本方用药五味，分治六郁，故临症根据具体证情最

233

易变通，见何郁，则可加入疏解何郁之药。前人于此多有应变之法，录于后供参考。

湿郁者，加白术、茯苓；热郁者，加青黛、黄连；痰郁者，加半夏、浮海石；食郁者，加枳实、山楂；血郁者，加桃仁、官桂；气郁者，加木香、砂仁；气虚者，加人参；气痛者，加木香；郁甚者，加郁金；懒食者，加谷芽；胀甚者，加厚朴；痞满者，加枳实；呕痰者，加生姜、半夏；火盛者，加吴萸、黄连。总之本方之化裁，应灵活方能效如桴鼓。

本方用治月经病，多用于痛经、月经后期、量少、闭经等血涩经少之症，可合四物汤，以充血脉。

本方用于带下病，可治湿热蕴结之黄带，可合三妙丸，以利湿热。

胎前用本方，可治因郁而致之子悬、胞阻，可加苏梗，而减川芎、神曲之量。

乳胀汁少，多因气滞，可用本方合四物、通草、青皮等，疏通不忘滋乳之源。

绝经后妇女多见肝脾不调，气郁、食郁之证，用本方可随证加减，常与保和丸合方而用。

205. 舒肝丸（经验方）

功效：疏肝行气。

主治：两胁胀满，胃脘刺痛，呕逆嘈杂，嗳气吞酸等症。

方药：

川楝子45克　枳壳30克　茯苓30克　沉香30克
片姜黄30克　延胡索30克　木香24克　橘皮24克

砂仁 24 克　厚朴 18 克　紫豆蔻 18 克　白芍 36 克

上药共为细末，炼蜜为丸，丸重 6 克，朱砂为衣，蜡皮封固，每服一丸，日服二次，温开水送下。

方药解：

方中以川楝疏肝泄热而走下焦，枳壳理气散积以开胸膈痞气，厚朴化湿导滞，下气散满，沉香温脾肾，降逆气，木香宣通三焦，五味理气之品，相辅为用治心腹胸膈一切气病。气病必及于血，故用延胡索辛散温通，活血利气以行血中气滞，气中血滞；姜黄、莪术皆苦辛而温，下气破血通经，姜黄入脾治血中之气，莪术入肝，善理气中之血，气血调和，肝气自能条达而复主疏泄之职。见肝之病，知肝传脾，当先实脾，故本方以茯苓健脾利湿，以橘皮理气和胃，以紫豆蔻、砂仁行气温中，先安未病之脏。方中用白芍者，以其阴柔酸敛，能制诸药之辛燥也。

应用参考：

本方疏肝解郁之力较强，且兼行脾胃之滞，故多用于肝脾不调或肝胃不和之实证，尤以止痛、消积见长。妇女肝气为患者本多，本方适应证以绝经后妇女更为多见。但本方弊在香燥太过，有耗气伤阴之虞，故不宜常服。一般不做汤剂。亦可根据证情，与四君辈，或地黄辈同用，或交替施用。

因本方在顾及肝体——阴血方面是其不足之处，故临床治疗肝病，远不及逍遥散、一贯煎等方应用更为广泛。

235

206. 半夏厚朴汤 (《金匮要略》)

功效：利气散结，降逆化痰。

主治：七情之郁，痰涎结聚，咽中自觉有物，咯之不出，咽之不下。及胸满喘急，或咳，或呕，或攻冲作痛。

方药：

制半夏 12 克　厚朴 9 克　茯苓 12 克　生姜 6 克
苏叶 6 克

上五味水煎至六分，分四服，日三服，夜一服。

方药解：

本方以半夏燥湿化痰，降气散结，辛散宣阳；厚朴下气宽中，平胃消积；生姜行于阳分而散寒，宣通肺气以解郁，温中开痰；茯苓佐半夏以利饮行痰；苏叶芳香，宣通郁气。全方以辛能开痰散结，苦能降逆下气，而为功也。

应用参考：

本方主药四味 (后世以姜枣为引)，以治七情之气郁，故后世有以"四七汤"或"七气汤"名其方者。气郁之证，以妇女最为多见，是故仲景将本方归于"妇人杂病脉证并治篇"中论之。内科、妇科皆多用之。

原文描述本方症，"妇人咽中如有炙脔"，后世称其症为"梅核气"。由于情志不舒，气机升降亦为之不利，最易导致气结痰聚，聚于中焦则见脘腹痞满；聚于上焦则作咳、喘、胸闷；聚于咽中则形成"梅核气"咯之不出、咽之不下矣。本方用于梅核气最多，可视为专用之方。该症于中年、老年妇女较为常见。

若气郁痰结而作咳喘者，则以本方加橘皮 6 克，浙贝 9 克，旋覆花 6 克；若痞结于中脘者，则可加橘皮 6 克，枳壳 9 克，苏叶换做苏梗 6 克；作呕者，加旋覆花 6 克，代赭石 9 克（先煎）。

207. 香砂枳术丸（张洁古方）

功效：健胃消积。

主治：脾胃不健，消化迟钝，胸痞腹胀，纳少便溏等症。

方药：

木香 30 克　砂仁 30 克　炒枳壳 60 克　白术 60 克

上药研细和匀，冷开水泛丸，丸如绿豆大，每日二次，每次 6 克，开水吞服。

方药解：

方中木香疏利三焦气化，能升降诸气，上泄肺气，下疏肝气，中和脾气；砂仁行气调中，醒脾和胃；枳壳破气行滞，止痞消胀；白术健脾燥湿。全方乃理气运中之法也，脾胃居中，为生化之源，脾胃健则中运得以正常，自无阻滞之患矣。

应用参考：

本方是由《伤寒论》枳术汤化裁而来，论曰："心下坚，大如盘，边如旋盘，水饮所作，枳术汤主之。"心下坚，即指胃脘有形之积滞。今易枳实为枳壳，更增木香、砂仁以为丸者，意在健脾运中，以消积滞，寓消于补，而不在破气以导滞也。故本方较之枳术汤药力和缓，食滞中焦用之最宜，即使胎前、产后、体弱患者亦可用之。

237

本方与香砂六君比较，益气健脾之力稍逊，而消化食积为优。在妇科常以之做配合主症治疗之用。

本方若作汤剂，可据上述剂量，减为五分之一。

目下市售之香砂枳术丸，多为张景岳方，是在本方基础上，加陈皮、香附、六神曲（麸炒）、山楂、麦芽、枳实、枳壳并用。其消导之力强于本方，然脾胃过弱者，久服有克伐太过之虞，用者当识。

本方可用于妊娠胞阻，因饮食失节，食滞阻碍气机运化而致者。临症可酌加橘皮、大腹皮、炙鸡内金、苏梗等品。

208. 保和丸（《丹溪心法》）

功效：消积和胃，化痰祛湿。

主治：因食积停滞而致的脘腹痞闷，或胀或痛，嗳腐纳呆，大便不调，舌苔厚腻等症。

方药：

焦六曲 60 克　　焦山楂 90 克　　焦麦芽 30 克　　炒莱菔子 15 克　　制半夏 30 克　　橘皮 15 克　　茯苓 30 克　　连翘 15 克

上药共为细末，冷开水为丸，丸如绿豆大，每服 6克，日服两次，食前开水吞服。

如煎服，用量每用 18 克或 30 克。

方药解：

方中神曲、山楂、麦芽，皆消食和胃之品，神曲兼化痰水；山楂善消肉积；麦芽长于消化米面、诸果之积，三味炒焦，以增其醒脾开胃之功。莱菔子降气开郁，行滞消食，消胀除满。制半夏与陈皮配伍重在化痰燥湿，调气和胃。茯苓健脾渗湿。食积停滞常易热化，故以连翘清热散结。全方为疏导和中之法，使食积消化，胃气得降，则诸症自除。

应用参考：

保和丸是消积健胃最常用的成方之一，可单独使用，亦可用丸30克左右合入它方中入煎，如与四君子汤合用，增益气健脾之功；与越鞠丸合用，名越鞠保和丸，增行气开郁之效。

本方为食积碍于胃纳而正气未损者所设，所谓"饮食自倍，脾胃乃伤"，若胃呆因于脾气虚怠，或肠道燥结已见"胃家实"之证，皆非所宜。本方虽功专于消导，然无破气攻逐之品，方药平和，故名之"保和"。

方中神曲、麦芽、山楂，处方中常同时配用，合名焦三仙。

本方用于妇科，以老年妇女较为多用，或肝气郁结而碍于食纳者，常配合疏肝和脾之方运用。于胎前产后用本方，应注意以下两点，一者，本方降气之品较多，方中半夏乃妊娠禁忌之品，故胎动不安者禁用本方，胎前用本方应慎，可加白术、黄芩先安其胎；二者，焦麦芽回乳之药，产后乳汁本少者，用之不当。

泄泻 痢疾

载方4首，附方8首。以下诸方未收入本节，其应用可参阅该条。

79. 附子理中丸

80. 桂香散

75. 参苓白术散

78. 升阳除湿防风汤

115. 当归芍药散

203. 三黄解毒汤

209. **四神丸（《证治准绳》）**

功效：温肾暖脾。

主治：脾肾阳虚，五更泄泻。

方药：

补骨脂 120 克　煨肉豆蔻 60 克　吴茱萸 30 克　五味子 60 克

上药为细末，用黑枣 300 克，生姜 120 克，同煮烂，黑枣去皮、核，生姜留渣，共打合为丸，如赤豆大，早晚各服 6 克，开水送下。

方药解：

此方以补骨脂补相火以通君火，暖丹田、壮元阳；肉豆蔻理脾暖胃，温中涩肠；吴茱萸宣散风寒，燥脾暖肝；五味子补肺肾，涩精气；再以黑豆补肾，生姜散寒以佐之，全方主要以温补脾肾为功，使命火旺则能蒸发脾胃，脾胃健则升降复常而泄泻自愈。

应用参考：

本方是《本事方》的二神丸（肉豆蔻、补骨脂）与五味子散合方而成。

柯韵伯曰："泻利为腹疾，而腹为三阴之都会，一脏不调，便能泻利"。原方症五更泄泻，是指肾泻而言，设本方之意在于"补火生土"，但肾泻并不定指五更泄

240

泻一症。大凡虚寒之泄泻，一般初泻在脾（太阴）；泻而又痛，或泻吐交作，即要考虑到肝（厥阴）；久泻则要考虑到肾（少阴）了，此是指泄泻之病本而言，但三者在治疗上并不是截然分立，而常常是相互照应的。本方虽重点在于温肾，实则暖脾、暖肝皆顾及了。推而广之，除五更泄泻外，一切阳虚久泻之证，皆可用之。产后泄泻或经行泄泻证属脾肾阳虚者，即可用本方加减。

附：210. 五味子散（《普济本事方》）

本方即五味子、吴萸等分为细末，每服 6 克，陈米汤调下，或以姜、枣为丸（如四神丸制法），空腹时盐汤送下 6 克。

五味子散主治由命门火衰不能生土，肝脏气衰不能发陈，遂致泄泻。故以五味子之酸温，收命门耗散之火，以吴萸之辛温，顺肝木条达之性，为水气开滋生之路，二者机能完备，则泄泻可止。

241

与四神丸比较，本方重在暖肝，遇阳虚泄泻，而又兼呕恶、腹痛者，则可配伍健脾止泻方中。若与痛泻要方合用，则温调肝脾之功佳。

附：211. 痛泻要方（《景岳全书》）

痛泻要方为泻肝补脾之方，其方由白术、白芍、陈皮、防风组成，经行泄泻以肝脾不调之寒证多见，其症发于经前而兼及腹痛者可试用本方。

212. 胃苓汤（《妇人大全良方》）

功效：健脾利湿，和胃调气。

主治：湿困脾胃而致的脘闷纳减，霍乱吐泄，肢体肿胀，小便短少。

方药：

苍术6克　厚朴6克　橘皮6克　炙甘草3克　白术9克　茯苓12克　猪苓12克　泽泻9克　官桂3克

水煎服。或作散，每取30克，加生姜3克、大枣3枚，水煎，去滓，空腹温服，名胃苓散。

方药解：

方中苍白二术健脾燥湿；厚朴、陈皮行气散满；茯苓、猪苓、泽泻淡渗利湿；炙甘草益气和中；官桂通阳化气。本方以平胃散（苍术、陈皮、厚朴、甘草）化湿运中；以五苓散（猪苓、茯苓、泽泻、白术、肉桂）通阳利水，二方相合上下分消寒湿，使脾阳能升，胃浊得降，则诸湿肿满之证自除。

应用参考：

本方为内科常用方剂，凡脾为湿困，膀胱不利之证，皆可用之。妊娠期间见上证亦可采用，故在妇科范围内，可用于经前泄泻、妊娠泄泻、妊娠水肿，及寒湿带下等症。

《妇人良方》云："妊娠泄泻，或青、或白、水谷不化、腹痛肠鸣，谓之洞泄；水谷不化、喜饮呕逆，谓之协热下利，并以五苓散利小便，次以黄连阿胶丸，或三黄熟艾汤以安之。若泻黄有沫，肠鸣腹痛、脉沉紧数，用戊己丸合之。嗳腐不食、胃脉沉紧，用感应丸下之，后调和脾胃。若风冷，水谷不化如豆汁，用胃风汤。寒冷、脐下阴冷、洞泄，用理中汤、治中汤。伏暑，心烦渴、泻水，用四苓散。伤湿泄泻、小便自利，用不换金正气散、胃苓汤。此四证之大略也。"

　　陈自明所谓四证之大略，即寒者温之；热者凉之；滑者涩之；湿者燥之。

　　胃苓散与不换金正气散比较，二方皆为平胃散扩方而成，不换金正气散不用五苓而增藿香、半夏，知重在宣化中焦之湿，而不在通利膀胱之水，所以妊娠湿泻，小便不利，水不分道者，用胃苓汤；小便自利、脘胀呕逆者，当用不换金正气散。二方之中半夏、肉桂、厚朴，用之当慎，腹不胀者，可去厚朴。

　　妊娠水肿，症由阳气为水湿所遏，脾失健运之常，复致水湿停聚而致之子满，适用本方，子满以肿满、腹胀、小便不利为特征。方中官桂，可改用桂枝，加干姜6克更佳。

　　本方用治带下，适用于寒湿白带。痰多者加半夏；脾虚者可加党参、山药；寒甚加生姜或干姜。

243

　　附：

213. **不换金正气散**（《和剂局方》）

　　苍术、厚朴、陈皮、甘草、藿香、半夏等分为末每服9～15克，枣、姜同煎，去滓食前服。

214. **黄连阿胶丸**（《和剂局方》）

　　黄连3克，茯苓6克，阿胶3克（炒），共为末，水熬阿胶为丸。

215. **三黄熟艾汤**（《和剂局方》）

　　黄连、黄芩、黄柏、熟艾各等分，为末，每服15克，水煎服。

216. 感应丸 (《和剂局方》)

木香、肉豆蔻、丁香各 15 克，炮姜、百草霜各 30 克，杏仁 140 粒，巴豆 70 粒（去油），黄蜡 120 克合上药末为丸。

217. 治中汤 (《和剂局方》)

即理中汤加青皮、陈皮。

218. 戊己丸 (《和剂局方》)

功效：泻肝调脾。

主治：肝木横逆，肝脾不调，呕噁腹痛，脾湿泄利，湿热痢疾等症。

方药：

黄连　吴萸　白芍等分

各取净末和匀，冷开水泛丸，丸如绿豆大，每服 3 克，日服二次，开水吞下。

方药解：

此方乃泄肝火，和脾胃之法。方中以黄连入心，泻木之子以清木，苦寒燥湿以胜湿热；吴茱萸辛苦大热，温中除湿；白芍酸寒，养血平肝。全方使肝脾和调，则诸恙自愈。

应用参考：

戊己应中土脾胃，可知本方为脾、胃见症而设，功在泻火平肝，以复脾胃升降之机。

与左金丸相比较，本方长于平肝理脾；左金长于泻火降逆，故肝脾不调之腹痛、泄泻、痢疾，多用本方；而肝胃火升之脘痛、呕噁、吞酸，以左金丸为多用。妇科用本方之宜、忌，与左金相同。

本方在用药剂量上，应因证治宜。原方三药等分，但临床运用，往往白芍、黄连之量，均多于吴茱萸，这是因为肝火为脾陷、胃逆的病源所在之故。但遇肝脾不调之湿泻，湿热俱在者，可考虑黄连、吴茱萸等量，若与痛泻要方（防风、白术、陈皮、白芍）合方应用，则更相适宜。

肝脾不调之痢疾，常以湿热并重或热重于湿较多见，可用赤白芍、萸炒黄连制方，更加木香以调气，效果更好。

219. 白头翁汤 (《伤寒论》)

功效：清热燥湿。

主治：下痢赤白，里急后重，以及妊娠痢疾属湿热为患者。

方药：

白头翁 12 克　黄连 3 克　黄柏 6 克　秦皮 6 克

方药解：

本方善治热痢下重，方中以白头翁泻热解毒，凉血除湿，白头翁为治热毒痢之要药，故本方以之为主，伍黄连、黄柏清热燥湿、秦皮泻火凉血，四味相合为泻火解毒之重剂，热毒不甚者不用。

应用参考：

本方是仲景为厥阴热痢而设，善于清化下焦湿热，为坚阴止痢之要方。里急后重是痢疾区别于泄泻的症状特点，故古医籍中亦称痢疾为"滞下"，据其所下不同，又可分为赤痢、白痢、赤白痢，所谓赤与白，即便中所夹之血与脓。临症以赤、白二色作为辨识热与湿孰重的重要依据，赤多而白少者，热重于湿；白多而赤少者，湿重于热。本方以其方中四味药皆苦寒之品，长于清热泻火，故适用于赤痢，或赤多白少之赤白痢。如应用之时于方中适当地加入和血调气之品，诸如赤白芍、丹皮、木香、厚朴等品，则疗效更佳。

因本方治痢在于清化，而不注重通泻，故即使孕妇用之，亦无妨碍。妊娠痢疾称为"子痢"，用本方可加赤白芍、木香、槟榔，若胎动不安，可不加赤芍、槟榔，而易以苏梗、桑寄生。

附：220. 白头翁加阿胶甘草汤（《金匮要略》）

产后当慎用寒凉之物，但遇此热毒邪实之下痢，当以治标为先，《金匮·妇人产后篇》以本方加阿胶、甘草，用于"产后下利虚极"。以方测证，此下利应是赤多白少之热毒痢疾，加阿胶以养血，增甘草以缓中，顾其"虚极"之体。本方用于产后，木香、山楂、四物汤，皆可酌情加入。

小便癃闭　小便频数　尿道涩痛

载方 2 首。以下诸方未收入本节，其应用可参阅该条。

6. 桂香琥珀散

226. 补中益气汤

92. 金锁固精丸

196. 导赤散

227. 龙胆泻肝汤

221. 肾气丸（《金匮要略》）

功效：温肾化气。

主治：肾阳不足，肾气虚衰而致之腰膝酸痛、少腹拘急、小便清长或小便不利，以及痰饮、消渴等症。

方药：

干地黄240克　山药120克　山萸肉120克　茯苓90克　泽泻90克　丹皮90克　桂枝30克　制附子30克

上药共为末，炼蜜和丸，每服9克，日二服。若做汤剂按上量减作十分之一。

方药解：

本方以地黄滋补肾阴，辅以山药补脾肾之阴、山萸肉敛肝肾之精，肾水充则肾火有所附，肾气可化，此为本方之基础，再配伍附子、桂枝补命门之火，水火既济，肾气自强，方中以茯苓、泽泻、丹皮，调和肝脾，行地黄之滞，泄湿浊之阴邪，以利气化。全方旨在温补肾阳，即景岳"善补阳者，必于阴中求阳"之意。

应用参考：

本方在地黄汤滋补肾阴的基础上，加入桂、附温肾，取"少火生气"之意，是一张益肾、温阳、化气的通用方剂，临床各科均为常用。

在妇科，凡证属肾阳不足之虚劳、月经不调、闭经、不孕等症，多以本方加减施用，但最常用者，还是针对由于肾不化气而致的小便失常之疾患，举例如下。

《金匮·妇人杂病脉证并治篇》载以本方治疗因肾

247

气虚，胞系不顺之妇人"转胞"，其人下腹急痛、小便不通、烦热、倚息，以其饮食如故，知病不在中焦。用本方温补肾阳以通膀胱之气，使小便得通，则诸症自解。

妊娠或产后小便不通，证属肾阳不足者，亦可用本方温阳化气以通利小便。但附子辛热之品，走而不守，丹皮化瘀凉血，皆于胎气有碍，故孕妇用之当慎，用时不做汤剂，以丸剂少少与之，渐次增量，中病即止，不可久服。产后用之可做汤剂，收效较丸更速。

产后肾阳虚而致小便频数，甚或不禁，可用本方加益智仁、桑螵蛸等温涩之品。若做汤剂，方中之桂枝可易为肉桂，茯苓、泽泻用量宜轻，因方中茯苓、泽泻之用意，主要在于通肾交心，行三补（地黄、山萸肉、山药）之滞，而不在于淡渗也，今遇尿频则更不宜多用。

248

222. 缩泉丸（《证治准绳》）

功效：温肾固摄。

主治：膀胱气弱，小便频数，以及产后小便不禁，儿童遗尿等症。

方药：

益智仁（盐水炒）180 克　乌药 180 克　山药 180 克

上药共为细末，冷开水泛丸，如绿豆大，每日早晚各服一次，每服 6～9 克，食前开水吞服。

方药解：

方中以益智仁温补脾胃，本脾药而兼入心肾，主君相二火，补心气、命门之不足，能涩精固气，以盐水炒者，取其下达于肾；乌药上入肺、脾，下达膀胱与肾，善疏导胸腹邪逆之气；山药补肺脾，涩精气，全方之意，使肺气足，则肾亦得荫，肾为封藏之本，肾强则下元得固，水道调摄如常矣。

应用参考：

本方虽药物组成简单，但在益肾、温涩的基础之上，不忘补气、调气，的确见识不同一般，其方药物之间配伍很是巧妙，临床应用效果也较好，尤适于治疗小儿遗尿。

在妇科常用于产后或妊子之时，肾气不足之尿频，或小便不禁。若因肾关不固之带下稀薄、量多、色白、腥秽，而见腰膝酸软者，本方亦对路，但毕竟药简而势单，多配伍于温补肾气、摄精敛带方中，才可望发挥本方之药效。

癥　　瘕

载方 3 首。以下诸方未收入本节，其应用参阅该条。

42. 琥珀散

115. 当归芍药散

37. 当归散

173. 大黄䗪虫丸

38. 血府逐瘀汤

233. 三甲煎

223. 桂枝茯苓丸 (《金匮要略》)

功效：化瘀消癥。

主治：妇人瘀血、癥积为患，月经不调、闭经、崩漏、痛经等症。

方药：

桂枝　茯苓　丹皮　桃仁　赤芍各等分。

上五味为末，炼蜜为丸，丸重3克，每服一丸，食前服，不应可渐加至二丸、三丸，日二次。

方药解：

本方以桂枝温经通脉，赤芍泻肝散瘀，丹皮凉血去瘀，桃仁破血润燥，更用茯苓以为利导，用蜜为丸者，丸者缓也，缓行其效，使其不致遽伤血脉，而药力可透于经脉也。

应用参考：

仲景设本方，以治妇人宿有癥积，妊娠而漏下不止。此胎漏是因于癥块、瘀血为患，碍于胎气所致，其治则虽循"有故无殒"之经训，而载其用法，却非常谨慎，其服法曰："末之，炼蜜和丸，如兔屎大，每日食前一丸，不知，加至三丸。"此正所谓"胆欲大而心欲小"，凡于胎前用本方者，不可不知其法。

本方的临床应用也是很广泛的，凡经少、经涩、痛经、闭经、崩漏，而见小腹切之有包块，常聚不散，腹痛拒按者，或产后恶露不尽、难产、胞衣不下等症，皆可用本方，或加减施用。

瘀血、癥积之症，琥珀散与本方皆为常用之方剂。二者比较，琥珀散功专而力雄，破血祛瘀，宜用于邪实而正气尚充之患者，多用于经期，因势利导使瘀积随经水而下，以消癥祛瘀，应中病即止，不可常服；本方则较为缓和，不温不燥，化癥消积，适用于邪实而正气亦损者，多用于平时而缓缓图之。

本方虽为消癥化瘀之缓剂，但毕竟是行散之方，亦不可滥用，久用则必致耗伤正气，尤其用于孕妇、产后，更当遵"衰其大半而止，勿使过之"之戒。

224. **济生橘核丸（《济生方》）**

功效：行气止痛，软坚散结。

主治：诸种疝气，以及癥瘕积聚等症。

方药：

炒橘核 30 克　炒川楝子 30 克　炒延胡索 15 克　桃仁 30 克　官桂 15 克　木香 15 克　厚朴 15 克　炒枳实 15 克　木通 15 克　昆布 30 克　海藻 30 克　海带 30 克

上药共研细末，用黄酒与冷开水泛丸，丸如绿豆大，每服 6 克，每日二服，空腹时开水吞下。

上剂量酌减，亦可水煎服。

方药解：

方中橘核、川楝、木香、厚朴、枳实皆理气之品，橘核苦温入肝，理气散结以止痛；川楝苦寒，亦入肝经，理气止痛兼泻湿热；木香行气止痛；枳实破气散积；厚朴宽中导滞，五味共用以行散气聚。延胡索行血中气滞，气中血滞；桃仁破血化瘀；官桂温通血脉，三味共用以行散血积。海藻、昆布、海带皆咸润之品，功能软坚散结。方用木通通九窍，利湿热，助诸药行气、行血、行积之用。全方重主行气破血，散结软坚，以治各种有形、无形之积聚。

应用参考：

本方用于妇科，多治癥瘕之症。癥与瘕皆腹中包块，然其病机、病症各异，癥者，坚硬成块，固定不移，痛有定处，病属血分；瘕者，濡软痞胀，时聚时散，痛或不痛，病属气分。癥与瘕又称积与聚，癥积是瘀积为病；瘕聚乃气聚为病，前者治应化瘀；后者治应行气。

本方化瘀软坚与行气散痞功兼一身，故可通治癥瘕，用时可据其所偏，而制其所宜。西医所谓卵巢囊肿、输卵管积液、子宫肌瘤等，则属中医癥积范畴，皆可用本方加减为治。

子宫肌瘤，用中药治疗，可分为三个阶段，即经前控制出血，勿使先期，或量多；经期宜固摄止血；经后治以软坚化癥，即可以本方为基础加减。此因子宫肌瘤多伴经多之故。

方中海藻反甘草，加减时当勿使相遇。

225. 化癥回生丹（《温病条辨》）

功效：温经通络，化瘀消癥。

主治：癥结不散、癥发痛甚、血痹肢麻、干血痨症、疟母痞积、经前腹痛、经行寒热、经犯生冷、经闭不至、经紫凝块、产后腹痛，以上诸症因于瘀血阻于经络者。

方药：

人参180克　安南桂60克　两头尖60克　麝香60克　片姜黄60克　公丁香90克　川椒炭60克　虻虫60克　京三棱60克　蒲黄炭30克　藏红花60克　苏木90克　桃仁90克　苏子霜60克　五灵脂60克

降真香 60 克　　干漆 60 克　　当归尾 120 克　　没药 60 克
白芍 120 克　　杏仁 90 克　　香附米 60 克　　吴萸 60 克
元胡索 60 克　　水蛭 60 克　　阿魏 60 克　　小茴香炭 90 克
川芎 60 克　　乳香 60 克　　良姜 60 克　　艾炭 60 克　　益母
膏 240 克　　熟地黄 120 克　　鳖甲胶 500 克　　大黄 240 克
（为细末，以高米醋一斤半，熬浓，晒干为末，再加醋
熬，如是三次，晒干，末之）

以上诸药，共为细末，以益母、鳖甲、大黄三胶和
匀，再加炼蜜为丸，重 4.5 克，蜡皮封固。用时温开水
和，空心服。瘀甚之证，黄酒下。每服一丸，日两次。

方药解：

吴瑭曰：化癥回生丹法，系燥淫于内，治以苦温，
佐以甘辛，以苦下之也。方从《金匮》鳖甲煎丸与回生
丹脱化而出。此方以参、桂、椒、姜通补阳气，白芍、
熟地守补阴液，益母膏通补阴气，而消水气，鳖甲胶通
补肝气，而消癥瘕，余俱芳香入络而化浊，且以食血之
虫，飞者走络中气分，走者走络中血分，可谓无微不
入，无坚不破，又以醋熬大黄三次，约入病所，不伤他
脏，久病坚结不散者，非此不可。或者病其药味太多，
不知用药之道，少用独用，则力大而急；多用众用，则
功分而缓，古人缓化之方皆然，所谓有制之师不畏多；
无制之师少亦乱也。

应用参考：

本方有行有守，刚柔相济，实为补消并用，缓图癥
积之法，故临症可守方而不可过量，切勿急求功成，否
则癥积未去，而正气先伤，必生它变。制丸之意，丸者

253

缓也，亦正为此。

本方适用于久病癥瘕积聚、血闭气郁之证。新陈代谢升降之机为有形之实邪阻塞，气无以和，血无以生，此时腐若不去，新必不生，久之积为痨损，是故妇人则见经少、血枯、瘀痛、痨热等症。本方治此，实仿《金匮》大黄䗪虫丸缓中补虚，以消为补，治疗五劳虚极之法，不可与"虚虚"之误同日而语。

本方为有形不散之癥积而设，不见瘀积实邪在，则不可用本方。

阴挺（子宫脱垂）　阴痒　阴肿

载方5首，附方1首。

226. 补中益气汤（《脾胃论》）

功效：补中益气，升阳举陷。

主治：中气下陷而致的少气乏力，少腹气坠，老年痔血，脱肛，子宫下垂，及崩漏，带下，产后虚羸。

方药：

炙黄芪12克　人参6克　白术9克　升麻3克柴胡3克　当归身9克　橘皮6克　炙甘草6克

水煎服。

方药解：

方中黄芪益气升阳，固表举陷，炙用其补益之力尤雄，故用之以为主药；人参大补元气，合健脾运中之白术、益气和中之炙甘草，共扶脾胃中气，以助黄芪之功力；更用橘皮理气和胃，以行参、芪、术、草之滞，使本方补而不壅；用当归养血润燥，芳香醒脾；用升麻、柴胡相辅并行升举清阳。气充阳升则虚陷自愈。

应用参考：

本方为补气升阳的代表方剂，凡遇气虚下陷之证，无论何科，莫不首选本方。

妇科用本方，常治疗月经先期、量多，崩漏，带下，子宫脱垂，及产后多汗、虚热、小便频数，大便久溏等虚弱之症。

用本方治疗经多之症由气虚而起者，多去当归之辛散滑润，而加赤石脂之固涩止血。其经血以量多、色淡、质稀为辨证根据。

白带量多、稀薄，证属气虚失于固摄者，可用本方去当归，而加茯苓、苍术，在补气升阳之中，兼理脾经之湿。

老年妇女子宫脱垂，或少腹气坠，多由气虚下陷而致，可用本方，常加理气之品一味，如木香、枳壳等，使脾之气升降有致，效果更佳。

妊娠遗尿属气虚者，可用本方去当归，而加山药、益智仁、木香。

孕妇因中气下陷不能摄纳胎元，亦可致阴道下血，此为胎漏，调治、护理不当极易导致流产，可用本方去当归，加山药。若兼有腹痛，可酌加艾叶、苏梗、木香。

产后虚羸，而证属中气不足。皆可用本方化裁加减，其汗出多者，可将黄芪生用，以增其固表之力；气虚劳热者用本方正是东垣原法，四物汤亦可合用；小便数多或淋漓不尽，可加山药、益智仁、乌药；大便久泄

255

或失禁，可去当归，加肉豆蔻、补骨脂，名加味补中益气汤。产后用本方，更当时时注意胃纳情况，以免参、芪、炙草等品遏滞中焦，故常常配伍木香、砂仁、枳壳等行气之品，薛立斋之训诫，实为经验之谈，"（产后）劳伤元气者，用补中益气汤，若嗳气觉有药味者，此药复伤胃也，但用四君子汤，徐徐少饮，以调脾胃，若胃气一健，血气自生，诸证自愈矣。"

本方与四君子汤、参苓白术散，皆为补气常用方，三方比较，本方补中气之力最强，升阳举陷是其所长，故用治气不摄血证较多；参苓白术散健脾和胃，以渗利水湿为长，故多用治脾虚生湿之带浊；四君子汤益气健脾，为诸补气之剂之基，不壅、不燥，可用轻剂平补久虚之体。

227. 龙胆泻肝汤 (《和剂局方》)

功效：泄肝火，利湿热。

主治：肝经实热，口苦、目赤、耳聋、耳肿，或肝经湿热下注，小便赤涩、淋浊，阴肿、阴痒等症。

方药：

龙胆草 6 克　栀子 9 克　黄芩 6 克　生地 15 克　当归 9 克　柴胡 6 克　木通 3 克　泽泻 9 克　车前子 12 克　生甘草 6 克

水煎服。

方药解：

本方以龙胆、柴胡泻肝胆之火；黄芩、栀子泻肺与三焦之热；佐以泽泻泄肾经之湿热；木通、车前泻小肠、膀胱之湿热；再用当归、生地养血补肝，生甘草清热和胃，于苦泄之中以护肝阴。全方为苦寒直折肝胆实火之剂。

应用参考:

本方为各科常用方,对于肝经湿热的多种疾病,确实效如桴鼓。在妇科范围内,带下病与某些妇科杂病常表现为肝经湿热,其中以黄带与阴痒最为多见。治疗黄带,以热重于湿者更为适合,临床应用常略做加减。阴痒,表现为阴道或外阴部瘙痒,甚至外现红肿,渗出臭秽黄水,奇痒难熬,非常痛苦,本病多见于中年以上,尤其是老年妇女,症由肝经郁热,脾经积湿,湿热交蒸注于下焦而起。其症状轻浅者用四妙丸(苍术、黄柏、苡仁、牛膝)加减即可;若症情较重,湿热之象明显者,则可用本方,或去当归,加生苡仁、贯众,使其肝火得降,湿热得清,病势必减,若配合熏洗外阴之方,收效更捷。外用方可用蛇床子 15 克、枯矾 15 克、雄黄 15 克煎汤频频熏洗,此三味相合,有燥湿杀虫之效。即使由阴道滴虫引起此患,只要脉证与上述相合,均可采用此内外兼治之法。

此外,因湿热而致的淋症,妇女多于男子,表现为小腹拘急、小便频数、短赤,尿道热痛,甚则腰痛,亦多采用本方加减,常不用当归,若尿中有血加小蓟、生蒲黄;尿道涩痛则以生甘草梢代生甘草;腰痛者可加怀牛膝。

228. 三妙丸 (《医学正传》)

功效:清利湿热。

主治:湿热下注,腿足湿气,黄带,阴痒等症。

方药:

苍术 9 克　黄柏 9 克　牛膝 9 克

水煎服。

原方苍术六两、黄柏四两、川牛膝二两，糊丸，梧子大，每服五十至七十丸，空腹，姜、盐汤送服。

方药解：

方中苍术芳香辛烈，苦温而燥，为健脾化湿之要药；黄柏苦寒，清热燥湿，泻火解毒，入肾、膀胱、大肠三经，专走下焦。苍术、黄柏为伍名二妙丸，并清下焦湿热。今又增川牛膝，引诸药潜降而达病所，导湿热下趋以出阴窍。全方重主下焦湿热。

应用参考：

本方增生苡仁名四妙丸，以薏苡仁之淡渗利窍，更增其清利湿热之功。

湿热带下，可用本方治疗，其带以色黄、黏稠、臭秽为特征者适宜。因带见赤色即见血之症，本方牛膝用之不当。

本方是由《丹溪心法》二妙丸加味而来。丹溪治湿热带下之方，多化中焦之湿，而清下焦之热为法，验之临床，诚不误也。故用本方治黄带，可以湿与热之轻重为根据，进行加减，热象重者，可加椿根皮、侧柏叶；湿象重者，可加白术、茯苓。

湿热带下兼见下腹疼痛，腰骶酸困者，可加入化瘀之品，如赤芍、泽兰、丹皮等。

阴痒多由肝经郁热，脾经积湿而起，若其湿热偏重者，应以龙胆泻肝汤加减治之；若其湿热之象并不严重，可用本方加苡仁、蛇床子、白鲜皮等清热、利湿、杀虫，配合蛇床子、枯矾、雄黄煎汤熏洗。

本方之牛膝及四妙之苡仁皆滑利下行之药，妊娠禁忌，故胎前不宜用此二方。

附：229. 宣明导水丸（《证治准绳》）

本方由大黄、黄芩、牵牛、滑石组成。用于带兼赤白，功优于上方。

230. 矾石丸（《金匮要略》）

功效：燥湿破结（坐药）。

主治：妇人经行不畅，胞宫有瘀血凝癥，带下绵绵。

方药：

矾石（烧） 杏仁

上二味，以矾石三、杏仁一之比率，末之，炼蜜和丸，丸如枣核大，纳入阴道内，剧者再纳之。

方药解：

方中矾石即明矾，今烧而用之是为枯矾，枯矾性涩而燥湿，化腐生肌，主阴蚀、恶疮；杏仁通气秘，润枯血，杀虫治疮。二物一润一燥，润其枯血，燥其白带，共主杀虫消毒之功。

应用参考：

本方之用，其功在除湿敛带，化腐生肌，故制为坐药，直接作用于患处。本方今已不多用，但妇科坐药，大多以枯矾作为主药，此皆宗于本方，虽制法已有很大改进，其理一也。

231. 蛇床子散（《金匮要略》）

功效：燥湿杀虫（坐药）。

259

主治：妇人子宫寒冷或阴痒、带多等症。

方药：

蛇床子 30 克

上一味研末，以白粉（即米粉）少许，和令相得，团如枣大，绵裹纳入阴道内。

方药解：

蛇床子苦辛性温，苦能除湿，辛可润肾，温以散寒，内服温肾壮阳；外用燥湿杀虫。本方用蛇床子一味为坐药，使之温暖子宫，而杀虫燥湿以止阴痒。

应用参考：

仲景制此方以治阴寒，实则近时已不用此制法。而多取蛇床子，或配伍它药，做栓剂纳入阴窍，或煎水洗阴部，具有良好的燥湿、杀虫、止痒作用，常用于阴道滴虫之阴痒，如用蛇床子、枯矾、雄黄各 15 克，煎汤熏洗阴部，效果很好，若配合内服三妙加蛇床子、白鲜皮等，更佳。蛇床子外用主以治湿，热证、寒证均可配合应用。

绝经前后诸症

载方三首。以下诸方均未收入本节，其应用可参阅该条。

88. 六味地黄丸

67. 归脾汤

117. 温胆汤

115. 当归芍药散

24. 逍遥散
204. 越鞠丸
205. 舒肝丸

232. 一贯煎 (《柳州医话》)

功效：滋阴疏肝。

主治：肝肾阴虚，气滞不运之证，及肾虚肝郁之月经后期、量少，经行腹痛等症。

方药：

北沙参 12 克　干地黄 15 克　当归身 9 克　麦冬 9 克　枸杞子 9 克　川楝子 9 克

水煎服。

方药解：

本方以地黄、当归身补血；以麦冬、北沙参养阴；以枸杞子滋肝益肾；以川楝子清热而疏理肝气。肝体阴而用阳，藏血而性喜条达，肝肾同源而精血相生，全方补血、养阴、益肾、调气俱全，与肝之喜恶丝丝入扣，实调补肝脏之良方。

261

应用参考：

女子以肝为先天，肝之为病则经、带诸患蜂起，故本方为妇科常用之方。根据肝脏的生理特点，养阴与调气两个方面的用药，皆顺肝之性，故临床用其滋补肝肾亦不必弃川楝而不用；用其疏肝解郁亦不必虑其养阴之品腻滞气机，多用原方加味，以适应证情所偏。兼热者用之更宜。

本方重主养阴，而其治反及于气滞之理，张山雷论之甚详："凡胁肋胀痛，脘腹撑撑，纯是肝气不疏，刚木恣肆为虐，治标之剂，恒用香燥破气，轻病得之往往有效。但气之所以滞，本由液之不能充，芳香气药可以助运行，而不能滋血液，且香者必燥，燥更伤阴，频频投之，液尤耗而气尤滞，无不频频发作，且以益甚，而香药、气药不足恃矣。驯致脉反细弱，舌红光燥，则行气诸物，且同鸩毒。柳州此方虽从固本丸、集灵膏二方脱化而来，独加一味川楝子，以调肝木之横逆，能顺其条达之性，是为涵养肝阴无上良药，其余皆柔润以驯其刚悍之气，苟无停痰、积饮，此方最有奇功。"

原方后云，口苦燥者，加酒炒川连三至五分（1至1.5克）。

较之逍遥散，本方滋养肝阴之力更胜；较之养精种玉汤，本方兼调肝气而性偏凉润。

233. 三甲煎（《柳州医话》）

功效：滋阴潜阳，软坚散结。

主治：虚阳上亢之证，及腹中癥积、阴虚多汗等症。

方药：

生牡蛎30克　生鳖甲15克　生龟板15克

水煎服。

方药解：

方中三品俱为甲类，生牡蛎咸而微寒，生鳖甲、生龟板皆咸平之品。三甲均有育阴潜阳，软坚消癥之功。滋填以龟板为优，潜阳以牡蛎为胜，鳖甲长于散结消癥。三甲共用，则全方效力兼强。

应用参考：

本方很少单用，常配伍于它方中，因皆为甲类，故宜先煎。

本方功效在于滋肾育阴、潜镇浮阳及软坚散结两个方面。

阴虚阳亢之证，表现于产后及绝经前后最多。产后阴血大伤，肾水亏损，必致浮阳外越，多表现为郁冒、烦热、多汗、盗汗等症。绝经前后，天癸将竭，亦多出现阴虚阳亢之证，可表现为阵阵烘热、潮热、多汗、眩晕等症。这两种情况常常采用本方配伍于滋填肾水，补血柔肝方中。

软坚散结多用于癥积之症，如西医称之为子宫肌瘤者，即可伍用本方。其症往往兼见月经量多或过期不止之患，此三甲煎于软坚散结之功而外，又兼具止血之效，故用之尤为稳妥。如大便实者，可加配昆布、海藻、夏枯草、土贝母之属，以增强其功效。

此外，崩漏之症，亦常伍用本方，尤以阴虚阳热之崩漏，确能提高疗效，此正张山雷治崩漏"以介类潜阳，收摄龙相"之妙。

234. 甘麦大枣汤（《金匮要略》）

功效：补养心脾，和肝缓急。

主治：妇人脏躁，怔忡失眠，心中烦乱，精神恍惚，情志不能自制等症。

方药：

甘草9克　小麦30克　大枣15克

水煎服。

方药解：

方中以甘草和中缓急；小麦养心除烦；大枣补益心脾。三药合用，甘润滋养，心脾得荣则肝脏气血亦和，诸症自除。

应用参考：

脏躁之名见于《金匮·妇人杂病脉证并治篇》，本方即仲景为脏躁病症而设，原文谓："妇人脏躁，喜悲伤欲哭，象如神灵所作，数欠伸，甘麦大枣汤主之。"脏躁之症状表现，以心神烦乱为主，而其病并不局限于心，由于阴血亏耗，不能濡养五脏，五志之火内动，而致情志不能自制，陈修园曰："脏属阴，阴虚而火乘之，则为躁，不必拘于所脏。"故称之为脏躁。本方滋润心、脾，即所以滋润五脏，故可安神缓急，平息五志之火，勿使躁扰。

近年西医称之为癔病、神经衰弱、更年期综合征者，临床常用本方加味治疗，收到一定效果，但用是方必据是证，不可认定本方统治以上诸病。

临床凡是见到悲伤欲哭，情志不能自制者，即可于处方合入甘麦大枣汤。如更年期综合征，症见面容忧愁，心烦失眠，悲伤易哭，呵欠频作者并不少见，可于本方加地黄、白芍、麦冬等品养阴血；加远志、合欢皮、酸枣仁等品安神志，常可收效。

临床每见用本方不用小麦，而书浮小麦者，不在少数，实失甘麦大枣汤之方义。浮小麦系小麦未成熟者，体瘪而轻，遇水则浮，功可止虚汗，退劳热；小麦亦可书北小麦、淮小麦，功能养心除烦，经云：心病者，宜食麦。二药同属一谷，而功效有别，用者当识。

附　录

市售妇科常用中成药参考

中成药名目繁多，而同名成药往往又由于来源不一，产地不同，功用殊异，是故采用中成药，首先必须审明其主要成分及功效、主治，不可单凭药丸名称草率投用，似是而非者往往失之万一，贻害于患者，不可不慎。

本部分所辑录之妇科常用成药，均为北京曾生产过的古方、名方，以《北京市中成药规范》为准。

乌鸡白凤丸（蜜丸）

别名：乌鸡丸。

来源：《寿世保元》白凤丹加减。

功效：补气养血，调经止带。

主治：气血两亏之身体瘦弱、腰酸腿软、阴虚盗汗、经血不调、子宫虚寒、经行腹痛、崩漏带下及产后失血过多之头晕昏迷。

主要成分：人参、当归、牡蛎、熟地、鹿角胶、银柴胡、香附、乌鸡等二十味。

用法：每服一丸，日服二次，温黄酒或温开水送下。

安坤赞育丸（蜜丸）

别名：赞育丸。

来源：经验方。

功效：补气、养血、调经。

主治：气血亏损之身体瘦弱、腰酸腿软、面黄浮肿、午后发热、虚热咳嗽、心跳失眠、经血不调、崩漏不止、赤白带下、产后虚脱、瘀血腹痛。

主要成分：鹿茸、人参、当归、琥珀、杜仲炭、紫河车、青蒿、阿胶等六十五味。

用法：每服一丸，日服二次，温开水送下。

定坤丹（蜜丸）

来源：《竹林女科证治》补经汤加减。

功效：补气养血，舒郁调经。

主治：气虚血亏，肝郁气滞之身体瘦弱、经期不准、经行腹痛、赤白带下、崩漏不止、腰酸腿软、咳嗽无痰、午后发热。

用法：每服一丸，日服二次，温开水送下。

禁忌：气恼忧思。孕妇忌服。

八宝坤顺丹（蜜丸）

别名：坤顺丸。

来源：《集验良方》八宝坤顺丹。

功效：补气养血，舒郁调经。

主治：气血不足，阴虚肝热之经期不准，经行腹痛，子宫虚寒，腰酸带下，胸满腹胀，倦怠食少。

主要成分：益母草、当归、沉香、人参、阿胶、琥

266

珀、砂仁、怀牛膝等二十一味。

用法：每服一丸，日服二次，温开水送下。

女金丹（蜜丸）

来源：《景岳全书》女金丹加减。

功效：调经养血，温暖子宫。

主治：气虚血亏，寒湿郁滞之经期不准，子宫虚寒，赤白带下，四肢无力，腰痛耳鸣，癥瘕腹痛。

主要成分：延胡索、阿胶、赤石脂、人参、当归、官桂等二十四味。

用法：每服一丸，日服二次，姜汤或温开水送下。

济坤丸（蜜丸）

来源：经验方。

功效：疏肝、养血、调经。

主治：肝郁不舒，气虚血亏之精神倦怠、心跳失眠、经血不调、崩漏带下、癥瘕腹痛、干血痨症。

主要成分：当归、延胡索、酸枣仁、枳壳、熟地、西红花等二十九味。

用法：每服一丸，日服二次，温黄酒或温开水送下。

禁忌：孕妇忌服。

救苦金丹（蜜丸）

别名：益坤丸。

来源：经验方。

功效：补气养血，调经散寒。

主治：气虚血衰，子宫寒冷之身体虚弱、午后身热、经期不准、经行腹痛、腰酸带下、面黄倦怠。

主要成分：延胡索、肉桂、人参、黄芪、当归、杜仲炭、红花、艾炭等四十二味。

用法：每服一丸，日服二次，温开水送下。

禁忌：孕妇忌服。

玉液金丹（蜜丸）

别名：妇科玉液丸。

来源：《医学大辞典》玉液金丹。

功效：舒郁调经，益气安神。

主治：气血不足，肝郁不舒之身体瘦弱、潮热自汗、咳嗽失眠、胸胁窜痛、饮食减少、呕逆吞酸、经血不调、崩漏带下、子宫虚寒、脐腹凝痛。

主要成分：人参、沉香、香附、当归、砂仁、川贝等三十六味。

用法：每服一丸，日服二次，温开水送下。

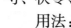

268

八珍益母丸（蜜丸）

别名：八味益母丸。

来源：《景岳全书》八珍益母丸。

功效：补气养血，调经止带。

主治：气虚血亏，脾胃虚弱之身体瘦弱、经期不准、行经腹痛、子宫虚寒、赤白带下、腰酸腹胀、倦怠食少。

主要成分：益母草、人参、当归、熟地、川芎、白芍、茯苓、白术、甘草九味组成。

用法：每服一丸，日服二次，温开水送下。

七制香附丸（水丸、蜜丸）

别名：香附丸。

来源：《集验良方》七制香附丸减味。

功效：舒郁和肝，调经养血。

主治：阴虚肝热，气血凝滞之胸满腹痛、倦怠食少、经期不准、赤白带下、烦躁头晕。

主要成分：香附、当归、白术、白芍、砂仁、川芎、熟地、陈皮、黄芩九味组成。

用法：水丸每服6克；蜜丸每服一丸，日服二次，温黄酒或温开水送下。

禁忌：气恼忧思。

艾附暖宫丸（蜜丸）

来源：《沈氏尊生书》艾附暖宫丸。

功效：温暖子宫，散寒止痛。

269

主治：血虚感寒之经期不准、经行腹痛、腰酸带下、两胁胀满、倦怠少食。

主要成分：艾炭、香附、当归、官桂等十味。

用法：每服一丸，日服二次，温开水送下。

禁忌：生冷食物。

调经丸（蜜丸）

来源：《沈氏尊生书》调经汤加味。

功效：理气调经，散寒止痛。

主治：气血凝滞，子宫寒冷之经期不准、行经腹痛、崩漏带下、血瘀作痛、黑紫成块、幼女白淫、倦怠食少。

主要成分：香附、当归、阿胶、延胡索、艾炭、益母草等二十一味。

用法：每服一丸，日服二次，温开水送下。

妇科得生丹（蜜丸）

别名：妇科得生丸。

来源：《医学入门》益母丸加减。

功效：调经化瘀，解郁和肝。

主治：肝郁不舒，气滞血凝之经期不准、经行腹痛、赤白带下、胸满胁痛、午后身热、倦怠食少。

主要成分：益母草、白芍、当归、木香、柴胡、羌活六味组成。

用法：每服一丸，日服二次，温开水送下。

通经甘露丸（水丸）

别名：通经丸。

来源：《济阴纲目》通经丸加减。

功效：通经化瘀。

主治：气滞血凝之经闭不通、肚腹疼痛、胸胁胀满、癥瘕血块、身体虚弱、午后发热、干血痨症。

主要成分：红花、干漆、桃仁、当归、酒大黄、莪术、丹皮、肉桂、三棱、怀牛膝十味组成。

用法：每服 6 克，日服二次，温黄酒或温开水送下。

禁忌：气恼，寒凉。孕妇忌服。

益母丸（蜜丸）

来源：《医学入门》益母丸加减。

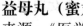

功效：调经养血，化瘀生新。

主治：气逆血滞，血亏血寒之经期不准、腹痛白带、腰酸倦怠、血虚头晕耳鸣、产后败血不净。

主要成分：益母草、当归、川芎、木香四味组成。

用法：每服一丸，日服二次，温开水送下。

大黄䗪虫丸（蜜丸）

来源：《金匮要略》大黄䗪虫丸。

功效：通经、活血、消瘀。

主治：气血凝滞，血瘀不通之经期不准，经闭不通，积聚痞块，血瘀腹痛，身体羸瘦，午后作烧，肌肤甲错，干血痨症。

主要成分：大黄、䗪虫、水蛭、桃仁等十二味。

用法：每服一丸，温开水送下。

禁忌：孕妇忌服。

271

妇科回生丹（蜜丸）

别名：妇科活血丸。

来源：《景岳全书》回生丹。

功效：通经、化瘀、止痛。

主治：气虚血亏，瘀血凝滞之经期不准、经闭不通、癥瘕血块、腹部痞满、身体消瘦、四肢困倦、产后恶露不尽。

主要成分：大黄、当归、五灵脂、桃仁、苏木、三棱、茯苓等三十二味。

用法：每服一丸，日服二次，温黄酒或温开水送下。

禁忌：孕妇忌服。

通经化瘀丸（糊丸）

别名：救坤丹。

来源：《沈氏尊生书》乌金散加味。

功效：调经、化瘀、止痛。

主治：气血瘀滞之经期不准、行经腹痛、经闭不通、面黄体瘦、产后血迷、恶露不净、胎衣不下。

主要成分：当归、红花、香墨、没药、百草霜等八味。

用法：每服二丸（丸重一克），日服二次，捣碎，温黄酒或温开水送下。

禁忌：孕妇忌服。

扫瘰丸（蜜丸）

来源：《薛氏医案》大连翘饮加减。

功效：和肝理脾，利湿止痒。

主治：肝脾郁结，湿热下注之胸膈不畅、湿热传经、上攻头晕、目泪溃烂、阴门刺痒、浊带下行。

主要成分：当归、栀子、滑石、防风、黄连、金银花等十七味。

用法：每服一丸，日服二次，温开水送下。

禁忌：孕妇忌服。

妇科五淋丸（水丸）

别名：妇科淋病丸。

来源：《证治准绳》五淋散加味。

功效：清热利湿。

主治：湿热郁结，膀胱热盛之小便滞涩、浑浊不

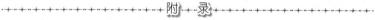

272

清、风火血淋、尿道刺痛。

主要成分：海金沙、琥珀、木通、生地、当归等十二味。

用法：每服 6 克，日服二次，温开水送下。

禁忌：辛辣食物。孕妇忌服。

妇宝金丹（蜜丸）

别名：妇科经带丸。

来源：《医学大辞典》女科妇宝丹加味。

功效：调经养血，化瘀止带。

主治：气虚血寒，肝郁不舒之经期不准、行经腹痛、子宫虚寒、赤白带下、两胁胀满、午后身热、咳嗽失眠、倦怠少食、经闭不通、干血痨症、逆经倒行。

主要成分：当归、丹皮、黄芪、杜仲、香附、白芍、酸枣仁、牡蛎、延胡索、海螵蛸等五十三味。

273

用法：每服一丸，日服二次，温开水送下。

禁忌：气恼忧思、生冷食物。孕妇忌服。

立止白带丸（水丸）

别名：白带丸。

来源：《济阴纲目》止带丸加减。

功效：补气养血，除湿止带。

主治：气虚血亏，子宫虚寒之行经腹痛、湿寒带下、腰酸腿软、午后身热、体倦食少、幼女白淫。

主要成分：人参、牡蛎、乌贼骨、当归、肉桂、白术等二十一味。

用法：每服 6 克，日服二次，温开水送下。

禁忌：生冷油腻。孕妇忌服。

愈带丸（水丸）

来源：经验方。

功效：益气调经，散寒止带。

主治：气虚血亏，子宫寒湿之经血不调、赤白带下、凝滞腹痛、腰腿酸软、骨蒸潮热、头晕耳鸣。

主要成分：百草霜、官桂、鸡冠花、怀牛膝、当归、白芍等十七味。

用法：每服6克，日服二次，温开水送下。

禁忌：生冷食物。孕妇忌服。

千金止带丸（水丸）

别名：治带丸。

来源：《济阴纲目》止带丸加减。

功效：温经散寒，利湿止带。

主治：气血郁滞，子宫虚寒之寒湿腹痛、白带淋漓、腰酸腿软、倦怠食少、幼女白淫。

主要成分：人参、小茴香、杜仲炭、鸡冠花、椿根皮、当归等十七味。

用法：每服6克，日服二次，温开水送下。

多子锭（片剂）

别名：益孕锭。

来源：《金匮翼》大补天丸加减。

攻效：滋补气血，调经散寒。

主治：男子气血两亏，脾肾虚弱之形体瘦弱、精神倦怠、腰酸腿软、肾寒阳痿、梦遗盗汗；女子经血不调、经期腹痛、湿寒带下、久不孕育。

主要成分：熟地、山萸、黄芪、肉苁蓉、枸杞子、八角、茴香、何首乌、怀牛膝等二十二味。

用法：每服六片，日服二次。男用淡盐汤或温开水送下；女用生姜一片、红枣一枚煎汤送下。

嗣育保胎丸（蜜丸）

别名：保胎丸。

来源：《胎产心法》保产无忧方加味。

功效：补气养血，保产安胎。

主治：孕妇气血不足之腰酸腹痛、足膝浮肿、呕吐恶心、胎动不安、屡经小产。

主要成分：当归、黄芪、白芍、厚朴、鹿茸、菟丝子等十八味。

用法：每服二丸（丸重 6 克），日服二次，温开水送下。

275

孕妇金花丸（水丸）

来源：《医学大辞典》栀子金花丸加味。

功效：清热、泻火、安胎。

主治：胎火热盛之头痛眩晕、口鼻生疮、咽喉肿痛、眼红肿疼、牙齿疼痛、二便不利。

主要成分：金银花、栀子、当归、生地黄等九味。

用法：每服 6 克，日服二次，温开水送下。

兔脑丸（糊丸）

来源：《和剂局方》催生丹。

功效：催生助产。

主治：生育不顺、临产艰难、破浆不下、交骨不开。

主要成分：兔脑髓、麝香、母丁香、乳香四味组成。

用法：临产时服一丸，温黄酒送下。

胎产金丹（蜜丸）

别名：胎产丸。

来源：《胎产心法》胎产金丹。

功效：补气、养血、调经。

主治：产后气血不足，失血过多之腰痛血昏、血瘀腹痛、恶露不净、腰酸带下、足膝浮肿、精神倦怠。

主要成分：人参、艾炭、川芎、白术、当归、紫河车等二十三味。

用法：每服一丸，日服二次，温开水送下。产后温黄酒送下。

禁忌：气恼、寒凉。

276

产灵丹（蜜丸）

别名：产宁丸。

来源：《寿世保元》神秘万灵丹减味。

功效：散风、活血、止痛。

主治：产后气血虚损，感受风寒而致的头目眩晕、呕吐恶心、周身疼痛、四肢浮肿。

主要成分：麻黄、当归、人参、川芎、白术、木香等十九味。

用法：每服一丸，日服二次，温开水送下。

禁忌：孕妇忌服。

生乳灵（蜜膏）

别名：生乳汁。

来源：经验方。

功效：补气、和血、催奶。

主治：气血不足，闷郁结滞，乳腺闭塞之奶汁不通、短少、稀薄、灰黄。

主要成分：当归、穿山甲、黄芪、生地黄、玄参、知母、麦冬、党参、红糖九味组成。

用法：每瓶分二次服（瓶装二百五十克），日服二次，温热服用。

禁忌：气恼、辛辣食物。

生乳丸（蜜丸）

来源：《胎产心法》行气下乳汤加减。

功效：补气活血，通经下乳。

主治：产后气血亏损，闷郁结滞，经络闭塞之乳汁不通、稀薄灰黄。

主要成分：当归、王不留行、麦芽、鹿角霜、黄芪、穿山甲等十二味。

用法：每服一丸，日服二次，温开水送下。

下乳涌泉散（散剂）

别名：下乳散。

来源：《证治准绳》涌泉散加味。

功效：活血通乳。

主治：气血壅滞之乳络不畅、乳少不足。

主要成分：当归、穿山甲、王不留行、川芎四味

277

组成。

用法：每服 6 克，日服二次，温黄酒或温开水冲服。

子宫丸（锭剂）

来源：经验方。

功效：温暖子宫，祛寒止带。

主治：劳损气虚，下焦寒湿之子肠下垂、腰酸带下、心跳气短、身体瘦弱、精神倦怠。

主要成分：乳香、没药、蛇床子、血竭、雄黄、白矾等十三味。

用法：纳入阴门内。须按医师处方指导使用。

注意事项：外用药品，切忌入口。孕妇忌用。

下瘤锭（锭剂）

来源：《济阴纲目》广济方加减。

功效：解毒、祛湿、止痒。

主治：肝脾郁结，湿热下注而致之阴门刺痒、溃烂流水、痛痒心烦、湿热上攻、眼睑糜烂。

主要成分：蛇床子、枯矾、硇砂、荆芥穗、花椒、樟脑、雄黄、五倍子八味组成。

用法：每用一锭，纳入阴道内，将绳留在阴道外，便于取出。

禁忌：孕妇忌用。切勿入口。

养血调经膏（膏药）

来源：经验方。

功效：调经养血，温暖子宫。

主治：经期不准、行经腹痛、子宫虚寒、赤白带下、腰酸腿疼、血凝经闭。

主要成分：鹿茸、当归、白术、鲜姜、香附、白芍等二十味调制而成。

用法：微火化开，脐腹、后腰各贴一张。

调经回春膏（膏药）

来源：经验方。

功效：理气调经，化瘀止痛。

主治：月经不调、行经腹痛、血色不正、经闭不通、瘀血凝滞、癥瘕血块、子宫寒冷、湿寒带下、气滞胸闷、肢体窜痛。

主要成分：当归、肉桂、三棱、桃仁、厚朴、乌药、丹参、白芍等四十四味调制而成。另附药面（肉桂、冰片、麝香、丁香）一瓶。

用法：微火化开膏药，将药面倒入药面中间，黏合均匀，贴脐腹。

禁忌：孕妇忌贴。

279

方剂索引

280

281

九　画

十　画

283

284